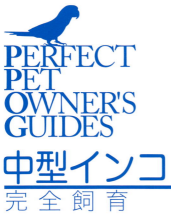
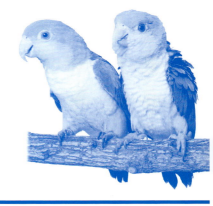

PERFECT
PET
OWNER'S
GUIDES

中型インコ
完全飼育

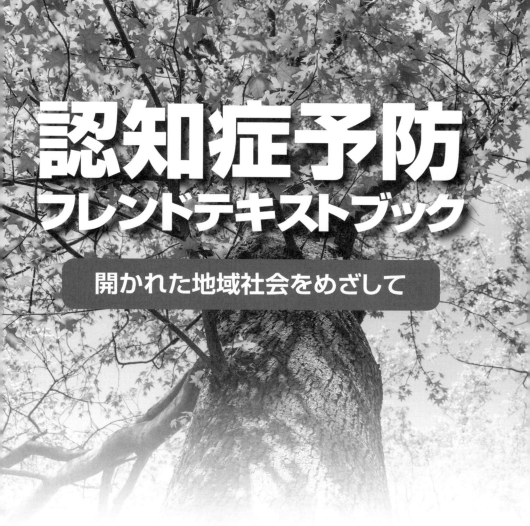

認知症予防
フレンドテキストブック

開かれた地域社会をめざして

日本認知症予防学会──監修
浦上克哉　川瀬康裕　西野憲史　辻　正純　児玉直樹──編

徳間書店

認知症予防フレンドについて

　2011年4月、認知症予防の基盤づくりと人材育成を目的として日本認知症予防学会が発足いたしました。本学会の設立は、認知症予防への取り組みが社会の高い関心を集め、早急な対策が期待されていることを受けたものです。ただし、ここでいう予防とは、1次予防（病気の発症予防）だけでなく、2次予防（病気の早期発見と治療）、3次予防（病気の進展防止）まで含めたものです。また、認知症診療とケアは多職種が協働して行う必要があります。そのような多職種連携ができる学会を目指しています。

　具体的には、新たに認知症予防専門士制度を立ち上げ、これまでに270名以上の方が認知症予防専門士の資格を取得、現場で活躍されています。今後、要支援者への対策は認知症予防が主な内容になると考えられます。このような認知症予防の取り組みを行うことができるのが、認知症予防専門士なのです。

　しかし、認知症予防専門士のみで地域の認知症予防活動を行うことはできません。地域において認知症予防について理解し、認知症予防活動を支える意欲のある仲間が必要です。その仲間が認知症予防フレンドです。本テキストブックはこのフレンドを養成するためのテキストで、認知症予防の基礎知識を身に付け、地域の認知症予防活動を支援する人材の育成を願って作成しました。さらに本書は認知症予防フレンドのみならず、認知症予防に関心のある地域住民の方々の生涯教育書としても有用です。

　地域にたくさんの認知症予防専門士と認知症予防フレンドが誕生し、認知症予防が正しく効果的に推進されていく一助になることを祈念しております。

2018年5月1日

日本認知症予防学会

浦上克哉・川瀬康裕・西野憲史

辻　正純・児玉直樹

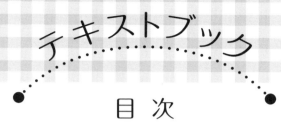

第1章 認知症を基本から学ぶ

- 認知症とは
  1．認知症の定義と疫学 …… 5
  2．脳の理解 …… 6
  3．認知症の症状理解 …… 9
- 認知症診断のための検査法
  1．神経心理学的検査と行動評価 …… 13
  2．画像診断 …… 19
- 認知症の治療
  1．薬物療法 …… 22
  2．非薬物療法 …… 23
- 治療に必要なアドバイス
  1．介護サービスの利用 …… 24
  2．病状の詳細な説明（症状、予測されること）…… 25
  3．病名告知について …… 26
  4．外来受診を拒否する場合 …… 28
  5．本人を深く知る努力 …… 28

第2章 認知症予防の重要性

- 認知症の予防
  1．認知症予防 …… 29
  2．1次予防 …… 38
  3．2次予防 …… 41

４．３次予防 …… 43

５．認知症施策 …… 46

第3章　認知症の人への接し方と心構え

■認知症のケア

１．介護家族への支援 …… 50

２．認知症の「人」を理解する …… 50

３．認知症の人の生活環境 …… 51

４．認知症の人とのコミュニケーション …… 52

５．認知症の人への具体的な支援方法 …… 54

■認知症の症状とケア・リハビリテーション

１．アルツハイマー型認知症 …… 56

２．血管性認知症 …… 61

３．レビー小体型認知症 …… 65

■認知症ケアの倫理と権利擁護

１．認知症ケアの倫理 …… 71

２．認知症の人の意思決定支援 …… 72

３．認知症の人のエンド・オブ・ライフ・ケア …… 72

４．認知症の人の権利擁護に関する制度 …… 73

資料　認知症予防専門士等の制度について …… 77

編者紹介 …… 79

編集協力・制作　七七舎／イラスト　パント大吉

第1章 認知症を基本から学ぶ

■ 認知症とは ■

1 認知症の定義と疫学

（1）認知症の概念と定義

　認知症とは、「一度発達した認知機能が後天的な障害によって持続的に低下し日常生活や社会生活に支障を来すようになった状態」をいいます。したがって先天的な障害による認知機能低下は認知症とはいいません。

　問題点としては、日常生活や社会生活に支障を来すといっても、個々人によって全く異なることです。退職し仕事もなく、家庭での生活をなんとか営めればよい人は、かなり認知機能が低下するまで日常生活に支障はないということになります。一方、仕事に就いて高度なレベルの判断を要求される人は、軽度の認知機能低下で社会生活に支障を来すようになります。働き盛りの人が罹患する若年性認知症がまさに該当します。例えば、認知機能検査で両者が同じ程度の点数であったとしても、前者は認知症と診断されず、後者は認知症と診断されることになります。脳の中での病的変化は同じであっても、その人の置かれている生活環境によって診断が変わってくるため、極めて非科学的な概念と言わざるをえません。この点が、認知症の概念と定義との間で生じている大きな問題なのです。

（2）認知症の概念と定義の改定

　これまでの認知症の診断基準は、診断基準作成のコンセプトが早期診断には置かれていませんでした。治療薬がない時代に作成されたものであり、ある程度誰が見ても間違いないという確実例を診断するものでした。近年になって、軽度認知障害（Mild Cognitive Impairment ： MCI）という概

念が提唱され、認知症への早期診断への意欲が示されるようになりました。しかし、ここでの問題点はMCIの定義が「認知症ではない」というものであり、認知症の診断基準が早期診断を考えたものでなかったため、多くの早期の認知症がMCIの概念に含まれてしまいました。

認知症の診断基準であるICD-10[1]、DSM[2]-Ⅳ、NINCDS-ADRDA[3]などの改定がなされました。新しい診断基準は、ICD-10がICD-11に、DSM-ⅣがDSM-Ⅴに、NINCDS-ADRDAも新版に改定が完了しました。いずれの診断基準も改定のコンセプトは早期診断を強く意識しており、画像検査（CT/MRI、SPECT）、バイオマーカー（髄液中アミロイドβ蛋白、髄液中リン酸化タウ蛋白）などが参考所見として組み込まれています。

2 脳の理解

（1）脳の重量

脳の重量は成人で1,200〜1,500gで全体重の2〜2.5％に過ぎませんが、消費エネルギーは身体全体の約20％に及び、ヒトにとって活発に活動している重要な器官です。このような大きなエネルギーの消費を支えるため、脳内には毎分650〜700mlの血液が流れています。

（2）脳の左右差

脳は上から見て（前方が顔）、右半球を右脳、左半球を左脳と呼びます。右脳は左半身から感覚情報伝達を受け、左半身の運動を支配しています。左脳はその逆です。したがって、右の手足が麻痺している場合は、左側の脳に病変が起きていることが考えられます。右利きの人の大部分と左利き

1　**ICD-10**／死因分類だけでなく、診断・治療やプライマリケア、疫学や統計などの研究の分野でも使用されている。認知症は精神および行動の障害で、症状性を含む器質性精神障害に含まれている。

2　**DSM**／米国精神医学会の精神障害の診断・統計マニュアルである。操作的診断基準であり、多軸診断法を採用し、力動的な概念は排除された認知症そのものの診断基準はなく、認知症性疾患ごとに診断する形式になっている。

3　**NINCDS-ADRDA**／アルツハイマー型認知症の診断基準として作成され、汎用されているものである。診断の確度が高まるごとに、possible、probable、definiteの3段階に分類されている。

の人の約半数は、左脳に言語中枢をもつことが知られています。言語中枢があるほうを**優位脳**[4]（半球）、ないほうを**劣位脳**[5]（半球）と呼びます。多くの場合、優位脳である左脳は、言葉を話したり、理解したり、書いたりする言語能力だけでなく、計算能力や論理的な思考能力にも重要な役割を果たしていると考えられています。一方、右脳は、視覚情報の全体的な把握や感情の調節に重要な役割を果たしていると考えられています。したがって患者の利き手を確認しておくこと（左利きの家族歴や幼少時の矯正も含む）は、症状を理解するうえで重要なポイントになります。

（3）脳の区分と働き

脳の大まかな区分とその役割を解説します。

脳全体の約80％を占め、脳の最高次の中枢といわれる大脳は図1のように4つの領域に分けられます。

①大脳の後半部

大雑把にいえば、大脳の後半部を構成する側頭葉、頭頂葉、

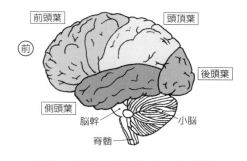

図1　大脳皮質の大まかな区分

後頭葉は、外界（周囲の環境）から入ってきた刺激（音や光、ほか）などの感覚情報を分析、統合して脳の中で外部様子を再現します。したがって、脳の後ろ半分が障害されると失語（言葉が理解できない）、失行（まとまった動作や身振りができない、ものが使えない）、失認（ものの形がわからない、人の顔を見ても誰かわからない）といった日常生活に必要な機能が低下することになります。

アルツハイマー型認知症で比較的初期から見られる構成障害は頭頂葉の機能が低下したことにより出現し、具体的には立方体の模写ができなくな

4　**優位脳**／言語機能等の特定の脳機能に密接に関連する側を優位脳という。
5　**劣位脳**／言語機能等の特定の脳機能に密接に関連しない側を劣位脳という。

るといった症状です（11頁図3）。また、側頭葉前方部の萎縮が著しい意味性認知症では、言葉の意味がわからなくなる語義失語が出現します。また目の網膜から入った視覚情報は、後頭葉にある一次視覚野と隣接する視覚連合野で再構築されるのですが、これらの領域の機能が低下するとレビー小体型認知症で見られるような錯視（ハンガーにつるした洗濯物が人の姿に見えるなど）や幻視、視覚認知障害などが出現します。すなわち、目で見た情報の解析が脳の中でうまく処理できないために起こってくる症状と考えられます。

②大脳の前半部

　人間の脳は前頭葉という大脳の前方部が大きく発達しています。前頭葉は、後ろの大脳が外部や体内からの情報を処理して再現した外部の様子と、後述する**海馬**[6]などから引き出した過去の記憶を照合し、選択すべき行動を判断するといった司令塔のような役割を担っています。後方の脳で処理された情報に基づき、行動を開始したり、段取り良く行動を組み立てたりすることも前頭葉の重要な役割です。したがって前頭葉の機能が低下してくると、外部の刺激に無関心になり、行動を起こす意欲が低下したり、段取りが悪くなったりします。これらは、前頭葉の障害そのもので起こってくる症状と考えられます。

　前頭葉の機能が低下した際に起こるもう一つの重要な症状は、前頭葉機能の制御が効かなくなるために起こるものです。

③大脳の内側

　大脳の内側には、発生学的に古い脳である大脳辺縁系があります。側頭葉内側部の海

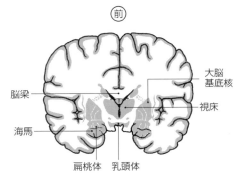

図2　脳を垂直に切った図

6　**海馬**／大脳辺縁系の一部を構成し、脳の記憶や学習に関わる機官であり、海馬の萎縮は重要な認知症の検査所見となる。

馬領域は記憶の中枢です。この部位が萎縮したり、梗塞が起きたりすると、最近の出来事を思い出せない、新しいことが覚えられないという記憶障害が起こってきます。アルツハイマー型認知症では、この領域が障害されます。**扁桃体**[7]という情動を調節する中枢も海馬の前面を覆うように存在しています。アルツハイマー型認知症の最も初期変化の起こる部位は嗅神経です。臭いがわかりにくくなるというのが初期症状です。次に海馬が障害されてもの忘れが出現してきます。

大脳のさらに奥には、いくつかの神経核（神経細胞の集まり）があり、**大脳基底核**[8]と総称されます。大脳基底核は運動調節機能に重要な役割を果たしていて、この部分の機能低下により運動の開始や停止の困難を来すと考えられています。例えば、大脳基底核の機能が低下するレビー小体型認知症や大脳基底核変性症では、**突進現象**[9]や嚥下障害がしばしばみられます。

大脳辺縁系に囲まれ脊髄につながる部分が脳幹です。脳幹は生命維持に関わる重要な働きをしている部位です。脳幹の上部は中脳で、ここには黒質というパーキンソン病やレビー小体型認知症で障害が見られる部位があります。黒質の神経細胞が消失すると脱色が見られます。脳幹の下部は延髄で、呼吸と循環の中枢です。

3 認知症の症状理解

（1）認知機能症状（中核症状）

ここでは、中核症状と呼ばれる認知機能症状について学びます。

①記憶障害

記憶は、エピソード記憶、意味記憶、手続き記憶などに分類されます。エピソード記憶は、個人の生活史の中で起こった出来事などの記憶です。

---

7 **扁桃体**／側頭葉内側に位置し、情動関連の記憶と情動反応を処理する役割をもっている。

8 **大脳基底核**／大脳皮質と視床、脳幹を結びつける神経核の集まりで、運動調節機能、認知機能、動機付けなどのさまざまな機能を有している。

9 **突進現象**／歩いているうちに、だんだんと速度が速くなり、止まるのが難しくなってしまうこと。

手続き記憶は、長年身体で覚えた記憶で、一般的に最後まで保たれる記憶です。認知症におけるリハビリなどによく利用されます。問診の際に、「したことをすぐ忘れてしまう」「さっき聞いたことを忘れて、同じことを何回も聞く」「大事な伝言をすっかり忘れて周囲に迷惑をかけた」などのような症状を聞くことが多くあります。本人はそのこと自体を忘れていることが多く、家族や付き添いの人から聴取することがよくあります。

　これは認知症に最も多く見られる症状の一つであり、特に最近の記憶低下が重要です。古い記憶は末期まで保たれることが多くあります。アルツハイマー型認知症は記憶力低下が最も重要な症状であり、初発症状です。アルツハイマー型認知症の記憶障害はゆっくりと進行するため気付くことが難しいのですが、この症状を早期に捉え、適切に評価することが重要です。

②見当識障害

　見当識には、今が何年の何月、何日、何曜日なのかという日時の見当識、今自分がいる場所がどこかという場所の見当識、この人が誰なのかという人の見当識などがあります。認知症では、時間の見当識が一番に障害されます。このため日時の見当識を評価することが早期診断には重要です。日時の見当識は、日々変化していくため難しく、鋭敏な症状ともいえます。場所や人などは、急に変わることが少なく、古い記憶で答えられるため鋭敏な症状とならないことが多いのです。

　検査としては、「今日は何年、何月、何日、何曜日ですか？　今何時ごろですか？」などの質問をして、日時の見当識を評価します。場所の見当識では、「今いる場所はどこかわかりますか？」「ここは自宅ですか？　病院ですか？」など、人の見当識では、付き添っている家族について「この方はどなたですか？」などと尋ねます。

③実行機能障害

　実行機能障害は、計画を立て、それを実行する機能であり、これが障害されると顕著に日常生活に支障を来すようになります。日常生活でわかりやすいのは、料理です。料理は、献立を考え、買い物をし、そして調理するというように複雑なプロセスを経るので、料理が上手に作れなくなるな

ど、症状が見えやすいのです。

④判断力の障害

判断力の障害は、いろいろな生活場面での判断ができなくなる症状です。この症状も、実行機能障害と同様に、出現すると生活に支障を来すようになります。高度な判断を必要とする職業に就いている人は認知症になると、記憶障害がそれほど障害されていない段階にもかかわらず、判断力低下から社会生活に支障を来し受診するケースがあります。

⑤失語

アルツハイマー型認知症では、健忘失語というものの名前が出てこないタイプの失語が多く見られます。意味性失語では語義失語を呈します。例えば、「鉛筆」を見せ、名前を尋ねても答えられません。

⑥失行

運動麻痺や失調などがなく、目的行為を理解しているにもかかわらず、正しく行為が遂行できない状態をいいます。失行には、肢節運動失行、観念運動失行、観念失行、構成失行、着衣失行などがあります（図3）。

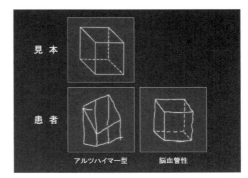

図3　立方体の模写

⑦失認

左右がわからなくなる左右失認、指の名前がわからなくなる手指失認、場所がわからなくなり、道に迷うような地誌失認などがあります。

手の左右を尋ねる左右失認の検査を行います。検者の手の左右を当てる問題は少し難度が高くなります。各指を指して、具体的に指の名前を言ってもらう手指失認の検査も行います。

⑧常同行動

時刻表的な同じ行動を繰り返すもので、しばしば前頭側頭型認知症で見られます。同じ椅子に座る、同じ道を散歩する（周回）など。

アルツハイマー型認知症でしばしば見られる徘徊とは異なり、道に迷うことはほとんどありません。アルツハイマー型認知症では行動・心理症状（Behavioral and Psychological Symptoms of Dementia：BPSD）として扱われていますが、前頭側頭型認知症については、これらの症状が認知機能症状として扱われるべきものです。

（2）行動・心理症状（BPSD）
ここでは、BPSDと呼ばれる行動・心理症状について学びます。

①徘徊
徘徊というのは最も周囲の人が心配する症状の一つです。近年は、徘徊して行方不明になり遺体で発見される、自動車で徘徊して人身事故を起こす、鉄道線路で轢かれて裁判沙汰となる、などマスコミにもよく取り上げられています。ただし、本人は目的があって外出することがわかってきています。外出の目的を理解したうえで、本人と接することで解決できる場合もあります。

②暴言、暴力
病前穏やかだった人が、思いもよらぬ暴言を吐いたり、ひどくなると暴力行為に及ぶ場合もあります。今までのように行動がスムーズにできないことへのいらだちが原因であったり、うまくできないことを周囲の人から指摘されて耐えきれなくなった状態です。周囲の対応としては、このような本人の気持ちを配慮した対応を心掛けてほしいものです。

③幻視
幻視は見えないものが見えたり、見えているものが違うものに見えたりする症状です。レビー小体型認知症では生々しい幻視が特徴で、小人が見えたり、鎧武者が見えるなどと周囲の人に訴えることが多くあります。

幻視への対応として最も悪い対応は、頭ごなしに「そんなもの見えない」と否定してしまうことです。本人の脳の中では見えているものとして情報処理がなされており、間違ったことを言っているとは考えていません。それなのに、頭ごなしに否定されると、周囲の人に対して信頼感を損なって

しまいます。では、見えなくても「本当だ、見えるね」と同調するような対応が良いかといえば、それも適切ではありません。このような同調するような接し方をしていると、幻視が定着してしまうといわれています。では、どのような対応がよいのでしょうか？　まず、しっかりと本人の話を聞いてあげることです。本人も親身になって聞いてもらえると安心し、周囲の人を信頼するようになります。このような適切な対応をしていると、自然に幻視が軽減していく場合もあります。

④妄想

妄想は、実際にはありもしないことをあるように言うことです。アルツハイマー型認知症などで多く見られるのが、もの盗られ妄想です。盗られるものとしては、財布、通帳、証書などのお金に関係したものが多くなります。誰が犯人扱いされるかというと、多くの場合、最も身近で世話をしている人です。このため、身近で世話をしている人には、あらかじめ症状について説明しておくべきでしょう。そうしないと、犯人扱いされることで介護ができなくなったり、介護意欲を失ってしまう場合が少なくないからです。早期診断ができると、もの盗られ妄想が出現する前に説明することができます。早期診断は早期薬物治療のためだけではありません。

■ 認知症診断のための検査法 ■

1　神経心理学的検査と行動評価

（1）認知症に対してよく用いられる神経心理学的検査

以下に述べる神経心理学的検査は、できるだけ集中を保てるように、静かな環境で行います。検査室で行うことが望ましいのですが、環境が整えばベッドサイドで可能なものもあります。個々の検査の説明では挙げませんが、書字・描画用の紙と鉛筆、ストップウォッチが多くの場面で必要になります。物理的な苦痛を伴うことはありませんが、検査が長時間に及ぶとかなり疲労感が生じやすいので配慮が必要です。

①スクリーニングに用いる検査

● ミニメンタル・ステート検査（MMSE）

　認知機能のスクリーニングテストとして、広く世界中で使用されており、記録用紙、呼称のための物品2個、読解用短文カード、描画見本があれば施行できます。見当識（時間、場所）、記憶（単語直後再生、再想起）、注意（単純な計算：serial7's[10]）、言語（呼称、復唱、指示理解、読解、書字）、描画の項目から構成されています（表1）。特に定まった教示は設定されておらず、個々の問題をわかりやすく提示し、反応を記録していきます。比較的短時間で簡単に行うことができます。得点は30点満点で、カットオフ点は23点（以下）です。

● 改訂長谷川式簡易知能評価スケール（HDS-R）

　HDS-Rは日本で考案された認知機能障害の評価スケールです（表2）。目的、構成とも前述のMMSEと類似していますが、**近時記憶課題**[11]の配点が大きいこと、動作の必要な課題のないことなどが特徴です。

②総合的認知機能を見る検査

● Alzheimer's Disease Assessment Scale（ADAS）

　ADASは記憶を中心とした認知機能検査であり、主に軽度から中等度アルツハイマー型認知症を対象とした認知機能の評価を目的にしています。近時記憶課題に再生のみならず再認の項目を有していること、手紙を指定された相手に出せるよう作り上げる観念運動の項目で行為自体だけでなく遂行機能も評価できる、などの点が特徴です。これらの下位検査を分析することで、アルツハイマー型認知症のみならずほかの認知症についても、見当識、注意、近時記憶、構成、言語機能、遂行機能の障害程度を評価することが可能ですが、重度認知機能障害の追跡にはあまり適していません。

10　**serial7's**／serial7'sは、本人に対し100から順に7を引かせていく検査であり、「100から7を引くと？」「次は？」というように行う。2〜5回続けさせるのが一般的。注意機能の持続や計算能力などを必要とする。

11　**近時記憶課題**／読んで覚えさせた単語に対して、自由に想起させるのが再生であり、いくつかの単語を提示して「○○はありましたか？」と尋ねていくのが再認である。

③大脳前方の機能を見る検査

● Frontal Assessment Battery（FAB）

　FABは、前頭葉機能を簡便に評価するための検査です。下位検査項目は類似性、語の流暢性、運動系列、葛藤指示、GO／NO-GO、把握行動の6項目からなり、10〜15分程度という短時間で大まかな前頭葉機能障害の有無を調べることができます。

表1　ミニメンタル・ステート検査（MMSE）

設問	質問内容	得点 （30点満点）
1	今年は何年ですか？	0／1
	今の季節は何ですか？	0／1
	今日は何曜日ですか？	0／1
	今は何月ですか？	0／1
	今日は何日ですか？	0／1
2	この病院の名前は何ですか？	0／1
	ここは何県ですか	0／1
	ここは何市ですか	0／1
	ここは何階ですか	0／1
	ここは何地方ですか？	0／1
3	物品名3個（桜、猫、電車）	0〜3
4	100から順に7を引く（5回まで）。	0〜5
5	設問3で提示した物品名を再度復唱させる	0〜3
6	（時計を見せながら）これは何ですか？	0／1
	（鉛筆を見せながら）これは何ですか？	0／1
7	次の文章を繰り返す「みんなで、力を合わせて綱を引きます」	0／1
8	（3段階の命令）	0／1
	「右手にこの紙を持ってください」	0／1
	「それを半分に折りたたんで下さい」	0／1
	「それを私に渡してください」	
9	（次の文章を読んで、その指示に従って下さい）「右手をあげなさい」	0／1
10	（何か文章を書いて下さい）	0／1
11	（次の図形を書いて下さい）	0／1

④その他の検査・尺度

● Functional Assessment Staging (FAST)

　FASTは認知機能低下を日常行動の障害状況によって7段階に分類しています。現在の重症度判定と予後の推測に役立てることができます。

表2　長谷川式簡易知能評価スケール (HDS-R)

設問	質問内容		得点
1	お歳はいくつですか？（2年までの誤差は正解）		0／1
2	今日は何年の何月何日ですか？　何曜日ですか？（年、月、日、曜日が正確でそれぞれ1点ずつ）	年	0／1
		月	0／1
		日	0／1
		曜日	0／1
3	私たちが今いるところはどこですか？〈自発的に出れば2点、5秒おいて、家ですか？　病院ですか？　施設ですか？　の中から正しい選択をすれば1点〉		0〜2
4	これから言う3つの言葉を言ってみてください。あとでまた聞きますのでよく覚えておいてください。以下の系列のいずれか1つで、採用した系列に○印をつけておく　1：a）桜　b）猫　c）電車　2：a）梅　b）犬　c）自動車		0／1
			0／1
			0／1
5	100から7を順番に引いてください。100−7は？それからまた7を引くと？　と質問する。最初の答えが不正解の場合、打ち切る	-93	0／1
		-86	0／1
6	私がこれから言う数字を逆から言ってください。（6−8−2、3−5−2−9）〈3桁逆唱に失敗したら打ち切る〉	(2-8-6)	0／1
		(9-2-5-3)	0／1
7	先ほど覚えてもらった言葉をもう一度言ってみてください〈自発的に回答があれば2点、もし回答がない場合、以下のヒントを与え正解であれば1点〉　a）植物　b）動物　c）乗り物		a：012
			b：012
			c：012
8	これから5つの品物を見せます。それを隠しますので何があったか言ってください。（時計、鍵、タバコ、ペン、硬貨など必ず相互に無関係なもの）		0〜5
9	知っている野菜の名前をできるだけ多く言ってください。〈答えた野菜の名前を右に記入する。途中詰り約10秒待っても出ない場合はそこで打ち切る〉5個までは0点、6個＝1点、7個＝2点、8個＝3点、9個＝4点、10個=5点		0〜5

● 臨床的認知症尺度（Clinical Dementia Rating：CDR）

本人の状態を熟知した主介護者への面接により、記憶、見当識、判断力と問題解決、社会適応、家族状況および趣味・関心、パーソナルケアの6項目について5段階の評価を行います。

（2）日常生活動作の見方

日常生活動作（Activities of Daily Living ： ADL）とは、一人の人間が独立して生活するために行う、基本的で毎日繰り返される一連の身体動作群のことです。さらにADLは基本的ADL（B-ADL）と手段的ADL（I-ADL）という概念に分けることができます。一般的にADLと呼ぶものはB-ADLを指す場合が多く、I-ADLはB-ADLより巧緻な動作を必要とする食事の用意や、部屋の掃除、買い物、金銭の管理、交通機関の利用などを意味します。

ADLを一定の尺度で評価・把握することは認知症のみならずすべての疾患に対して生活の自立度を理解するための重要な手法であり、本人に関係するさまざまな職種・立場の人々に共通した概念を提供することが可能になるものです。ここでは、基本的なADLを評価する尺度として、機能的自立度評価表（Functional Independence Measure ： FIM）を取り上げて紹介します（表3、4）。

機能的自立度評価表（FIM）

国際間、多施設間で比較可能な客観性をもっていること、一貫して介護負担度という観点から測定がなされることなどが特徴です。あくまでも病棟や自宅で「しているADL」を評価するもので、リハビリ訓練室などで「（やれば）できるADL」を見るものではありません。

各項目について、点数に応じてどの程度の介助が必要かを学習しておけば、本人がどのくらいのADL能力を有しているかを具体的に理解し共有するために役立ちます。

表3　FIMの測定項目

運　動　項　目		
セ ル フ ケ ア	1	食事
	2	整容
	3	清拭
	4	更衣（上半身）
	5	更衣（下半身）
	6	トイレ動作
排泄コントロール	7	排尿コントロール
	8	排便コントロール
移　　　　乗	9	ベッド、椅子、車椅子
	10	トイレ
	11	浴槽、シャワー
移　　　　動	12	歩行／車椅子
	13	階段
認　知　項　目		
コミュニケーション	14	理解
	15	表出
社 会 的 認 知	16	社会的交流
	17	問題解決
	18	記憶

表4　FIMの採点基準

自　　　立 （介助者なし）	7	完全自立（時間、安全性を含めて）
	6	修正自立（補助具の使用）
部 分 介 助 （介助者あり）	5	監視、準備
	4	最小介助（本人自身が75％以上）
	3	中等度介助（50％以上）
完 全 介 助 （介助者あり）	2	最大介助（25％以上）
	1	全介助（25％未満）

2 画像診断

認知症疾患の画像の特徴

　ここでは、認知症疾患のMRI、SPECT所見について学びます。

①血管性認知症

　脳血管障害が原因の認知症なので、診断には脳血管障害の病巣を画像で認めることが必要です。認知症と関連する病巣は多彩であり、CTやMRIで確認される画像所見もさまざまです。認知症と関連がある病巣には、①中大脳動脈領域ほぼ全域にわたるような皮質と白質を含む広範な病巣（梗塞巣）、②境界領域にある多発性の皮質梗塞巣、③多発性の皮質および皮質下出血（アミロイドアンギオパチー[12]によることが多い）、④基底核と白質の多発性の小梗塞巣、⑤認知機能に関連した領域である視床、海馬、帯状回などに限局した病巣（梗塞および出血）などがあります（P8図2参照）。そして、CTでの脳室周囲の低吸収域（PVL[13]）やMRIでの高信号域（PVH[14]）などの白質病変は血管性認知症と関連があるとされている所見です。

　わが国では、基底核部や白質に多発性の病巣を認める血管性認知症が多いとされています。脳血流SPECTでは、脳血管障害の病巣に応じてさまざまな脳血流低下パターンが認められます。病巣およびその周囲で血流は低下していますが、病巣から離れた部位でも血流の低下が認められることがあります。crossed cerebellar diaschisis[15]により、病巣の対側小脳で血流低下を認めることもあります。基底核や白質に多発する小梗塞による血管性認知症やビンスワンガー型認知症では、基底核領域と前頭葉皮質の血流低下パターンが特徴とされています。

12　アミロイドアンギオパチー／脳血管にアミロイドが沈着して、脳出血や脳梗塞を起こす原因となる。
13　PVL／CTで脳室周囲に黒く見える領域を指す（periventricular lowdensity）。脳虚血との関連があるとされている。
14　PVH／MRで脳室周囲に白く見える領域を指す（periventricular highintensity）。PVLと同様に脳虚血と関連があるとされている。
15　crossed cerebellar diaschisis／一側大脳半球の脳梗塞や出血などの病変により対側小脳への神経伝達が低下したことにより小脳の血流が低下すること。

②アルツハイマー型認知症

　肉眼的病理所見を反映した非特異的な脳萎縮所見がCTとMRIで認められます。前頭葉、側頭葉、そして頭頂葉に萎縮が認められます。特に海馬や海馬傍回を含む側頭葉内側の萎縮を反映した下角の拡大は特徴の一つです。MRI T_1 強調画像冠状断のイメージでは、側頭葉内側の萎縮を視覚的に評価しやすくなります（図4）。後頭葉と小脳の萎縮はないことが普通です。加齢を超えた萎縮の進行があるとされていますが、その確認のためには経過を追うことが必要です。海馬領域の面積や体積の測定で、正常者とアルツハイマー型認知症との違いが鑑別できることが報告されていますが、

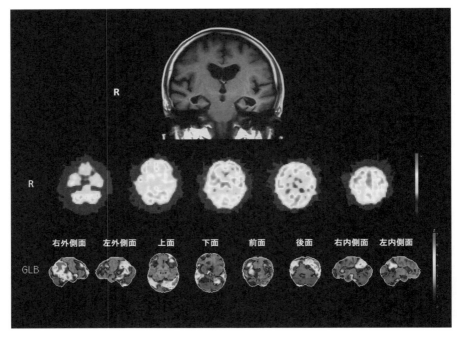

図4　アルツハイマー型認知症のMRI T_1 冠状態のイメージ、脳血流SPECTイメージそして脳血流低下を示すZスコアマップ

上段MRIでは　側脳室下角が顕著に拡大し、側頭葉内側の萎縮があることがわかる。中段脳血流SPECTでは、側頭葉と頭頂葉で血流は低下している。下段はZスコアマップ。GLBは全脳で正規化。両側の側頭葉外側と頭頂葉外側および内側、そして後部帯状回で血流は低下している。両側の前頭葉外側でも低下が認められる

VSRADを用いて解析をすると簡単に海馬および海馬傍回の萎縮の程度を数値で評価できます。この場合、Zスコアが2以上であれば、アルツハイマー型認知症を示す明らかな海馬領域の萎縮があると判定されます。脳血流SPECTでは、側頭葉と頭頂葉で血流は低下し、一次知覚運動野、基底核、視床、小脳の血流は保たれているのが特徴です（図4）。認知症の程度が進むと前頭葉の血流低下が加わってきます。血流画像を統計学的に解析すると、axial画像ではわかりにくかった頭頂葉内側および後部帯状回の低下が早期より認められます。

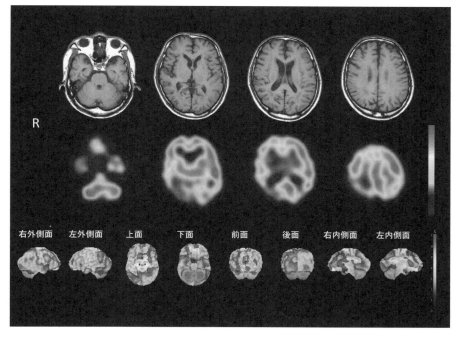

図5　レビー小体型認知症のMRIT₁強調画像、脳血流SPECTイメージ、血流低下を示すZスコアマップ

右頭頂葉外側と両側後頭葉の血流低下が認められる

③レビー小体型認知症

　CTとMRIでは、アルツハイマー型認知症と同様の萎縮が認められますが、側頭葉内側の萎縮は、アルツハイマー型認知症と比べて軽度とされています。脳血流SPECTでは、アルツハイマー型認知症と同様の血流低下部位に加えて後頭葉の血流低下が認められることが特徴です（図5）。^{123}I-MIBG心筋シンチグラフィを行うと心臓への取り込みが少なく、診断に役立ちます。DATスキャンを行えば、線条体の集積が低下している所見が得られます。

■ 認知症の治療 ■

1　薬物療法

抗認知症薬について

　私たちの脳は神経伝達物質を介して、判断や記憶、学習といった高次の活動を営んでいます。1980年代、神経伝達物質の一つであるアセチルコリンの濃度がアルツハイマー病の人の脳では低下していることがわかりました。そこで脳内のアセチルコリンを増加させることで神経細胞の働きを活性化させれば、アルツハイマー型認知症の人の臨床症状が改善されるという仮説に基づいて、アルツハイマー病薬剤の開発が進められました。アセチルコリンそのものを増加する試みは成功しませんでしたが、アセチルコリンを分解する酵素（アセチルコリンエステラーゼ）の働きを抑える「アセチルコリンエステラーゼ阻害剤」（以下、コリンエステラーゼ阻害剤）が作られました（図6）。

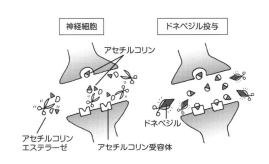

図6　ドネペジルの作用機構

その後、ドネペジルとは異なる作用をもつコリンエステラーゼ阻害剤が開発され、ガランタミンとリバスチグミンが認可されました。さらに、これら3種のコリンエステラーゼ阻害剤とは異なる作用機序をもつ薬として、NMDA受容体（グルタミン酸受容体の一種）の阻害剤であるメマンチンが認可されました。神経伝達物質の一つであるグルタミン酸は、アセチルコリンとは逆に認知症の人で過剰になっていることがわかっています。過剰なグルタミン酸は神経細胞を傷つけ、記憶・学習障害を引き起こします。メマンチンはグルタミン酸受容体の過剰な働きを抑えることで、神経細胞を保護し記憶・学習障害を抑制します。ガランタミンとリバスチグミンは「軽度および中等度」、メマンチンは「中等度および高度」のアルツハイマー型認知症に適応と定められています。

表5　アルツハイマー型認知症の治療薬と用法・容量

一般名 （商品名）	ドネペジル （アリセプト®）	ガランタミン （レミニール®）	リバスチグミン （リバスタッチパッチ®、 イクセロンパッチ®）	メマンチン （メマリー®）
適　応	軽度〜高度	軽度〜中等度	軽度〜中等度	中等度〜高度
用　法	1日1回	1日2回	1日1回	1日1回
用　量 （1日分）	3mg （1〜2週間） 5mg〜10mg （維持量）	8mg （〜4週間） 4週間ごとに 16mg、24mg まで増量可能	4.5mg （〜4週間） 4週間ごとに9mg、 13.5mg、18mg まで増量（維持量）	5mg （〜1週間） 1週間ごとに10mg、 15mg、20mg まで増量（維持量）

2 非薬物療法

非薬物療法の効果

　認知症の人は認知機能の低下に伴い、ストレスに耐える能力、環境適応力が低下し、慣れ親しんだ環境の中でも不安や混乱を抱くことがあります。この不安と混乱を軽減し、そこから生じるBPSDを防ぐには、非薬物療法

が有効であることがわかっています。しかし、ランダム化比較試験による介入報告は少ないため、「認知症疾患治療ガイドライン2010」では、バリデーション療法、リアリティオリエンテーション、回想法、音楽療法、認知刺激療法、運動療法はグレードC1（科学的な根拠はないが、行うよう勧められる）となっています。

　認知症の進行や認知機能自体に対しても、運動療法やアロマセラピーなど、さまざまな非薬物療法が試みられており、身体活動や運動療法はランダム化比較試験において認知機能の改善効果が認められています。

■ 治療に必要なアドバイス ■

① 介護サービスの利用

　抗認知症薬をはじめとした薬物の投与のみでは症状の改善が十分に見られないケースでは投薬量の検討や、外来ではデイサービス・デイケア、ショートステイ、訪問介護、訪問看護などの利用、入院中は作業療法、リハビリテーションなどを併用したほうが、中核症状、周辺症状ともに著明に改善するケースが多いと思われます。

　しかし、プライドの高い人はデイサービスやデイケアの導入をしにくい場合も多いのです。例えば「デイサービスなんて相当もの忘れの症状が重たい人が行くところ、自分はそこまで悪くない。だから、行く必要なんかない」と拒否するといったものです。拒否の背景にはデイサービスというまだ未知の世界に対する不安な気持ちからということも考えられます。こういう場合は、家族がケアマネジャーやデイサービス、デイケアの施設などの職員と打ち合せ・調整をしてみることも大切です。

　はじめは家族が付き添って短時間デイサービスを利用したり、いくつかの施設に見学に行ってもらい、本人が希望する施設を選択してもらうことも効果的です。また、人によってはサービス利用により金銭的負担が家族に生じることに遠慮する気持ちがあり、それを率直に表現できず拒否につ

ながっている場合があることも配慮する必要があります。

比較的小規模の施設を好む人、大きな広い施設を好む人、スタッフが自分と年齢が近いほうを好む人、逆に若いスタッフを好む人などがあります。若年性認知症の人は、どちらかというと自分より年齢の若いスタッフとの相性がいい傾向にあります。

また、本人や家族に施設の雰囲気、職員の接遇や入浴、排泄などプライバシーにきちんと対応してくれるかを見てもらうことも重要です。周りから一方的に「説得」して施設に行かせるのではなく、本人が「納得」のいく施設を選択すると順調にサービスを利用できる場合が多いのです。サービスが軌道に乗ると「こんなに楽しいのであればもっと早く利用をすればよかった」と笑顔で話してくれます。

近年はデイサービスまでは必要ないものの、認知機能の低下予防を目的とした認知症カフェを設置している地域も増えてきており、こういったものの利用も有効と思われます。

デイサービスやデイケアの内容も以前は、限られた童謡の歌、歌謡曲のテープでの繰り返し演奏、塗り絵、習字、風船バレーなど画一的なものが多かったのですが、近年では、多数の曲が選べるカラオケ、アロマセラピー、パソコン、タブレット端末を使った脳トレ、女性であればお化粧、ネイルサービスなど、楽しく参加できる工夫がなされてきています。

② 病状の詳細な説明（症状、予測されること）

認知症は、アルツハイマー型認知症、血管性認知症、レビー小体型認知症、前頭側頭型認知症など原因疾患によって症状の出方、経過、周囲の対応法のポイントにかなりの差があります。本人、家族、ケアマネジャー、デイサービスなど施設の職員に個々の認知症について十分理解してもらうことは治療や生活を支援するうえで大切です。

外来では時間が限られており十分に説明しきれないこともありますが、認知症のはっきりした診断名、頭部CT、MRIなどの画像所見、認知機能

検査の所見、今後予測される中核症状、BPSD、薬の副作用、経過などを印刷して説明することは重要です。認知症によってBPSD（12頁参照）が出たり、時に薬の副作用が出たりする場合もありますが、家族にとって事前に可能性があるといわれている症状や副作用が出ることは、全く知らされないで出てくる場合よりもしっかりと冷静に受け止められるからです。

　医療施設では、認知症に関連する一般の人向けの本や製薬会社の作ったパンフレットを各種用意し、本人、家族に渡したり自由に貸し出したりして読んでもらうところも少なくありません。家族やケアマネジャーが認知症についてよく勉強している場合、本人の症状、行動に対する洞察力の深さ、観察力の鋭さなどは医療スタッフが感心することも度々あり、これらが治療上の参考になることも多々あります。

③ 病名告知について

　治療を継続させるために、本人に病名告知が必要になる場合があります。以前は認知症という病名は「本人がショックを受けるから伝えないでほしい」と訴える家族が多い状況でした。しかし、近年インフォームドコンセントが認知症の人にも徐々に広がってきて告知をするケースも多くなってきています。病識のある初期のうちに病名告知をすることで本人の不安がとり除かれ、治療継続につながる場合もあります。

　2012年7月31日の「読売新聞」の記事によると、認知症介護研究・研修センターが2006年に精神科医や内科医ら約1,000人に行った調査では、アルツハイマー型認知症について、80％が「告知は患者に必要」とし、90％が「患者には病名を知る権利がある」と答えています。しかし実際に、すべての患者に告知している医師は8％にとどまり、72％が「場合による」としています。全く告知していない医師は10％でした。大半の医師が告知の必要性を感じながらも、実際には、本人の判断力の低下や家族の意向などにより、ためらう傾向が強いことがうかがえます。

　一方、国立長寿医療研究センターが一般の人に行った調査では、自分が

認知症になった場合、告知を希望する人は8割を超えていたそうです。今後認知症の増加に加え、人々の意識の高まりや診断技術の向上などで早期診断される例が増え、告知が行われるケースが増えていくと思われます。

告知の際には本人、家族が十分理解・納得できるようにわかりやすく説明し、どのような治療法があり、どのような症状の経過をたどるのか、どのような介護サービスを利用すればいいかを丁寧に説明することが大切です。告知後のフォローは重要なことであり、医師、看護師、ソーシャルワーカー、ケアマネジャーが情報を共有し、多職種でいろいろな方向からサポートしていく必要があります。

告知のみで「これは治らない病気だから仕方ありません。進むだけの病気で完全に直る治療は特にありません」などといった見放した言い方は、治療者と患者との関係が崩れ、告知することが逆効果に終わってしまいます。告知がうまくいかなかった場合、本人は抑うつ的になり最悪、自殺につながるケースもあるので慎重に行うことが大切です。

近年、高齢者が運転する自動車事故の報道がテレビ、新聞などでたくさん報道されています。2017年3月に道路交通法の改正が施行され、75歳以上の高齢者の自動車免許の更新の際の認知機能の検査により認知症の恐れがある（第1分類）のケースの専門医への受診、検査の義務化など、一層の厳格化が進められました。危険な運転をしている認知症の人に運転をやめるように言ってもなかなか納得してもらえないときもあります。

本人は「たまに車をこするぐらいの事故しか起こしていないし、運転することでもの忘れの防止になる。近所に買い物に行くくらいなので大丈夫」などと言います。こうした時には「小さな事故は大事故の前兆です。どんな短い距離でも事故は事故です。短い距離でも人の命を奪う可能性はあります。もの忘れの防止にはもっと有効な手段があるはずです。今までの認知症の人が事故を起こした場合の裁判所の判決を見ると、執行猶予なしの実刑判決が出たり、遺族から多額の損害賠償請求が出たり、保険会社から認知症なのに運転していたという理由で保険料の減額、不払いがなされたという厳しい現状です。それでも運転をされますか？」と伝えながら

落ち着いて本人が考えることを促します。

④ 外来受診を拒否する場合

　認知症の人によってはかかりつけの内科の医師の外来受診はするが、認知症の診断、治療のために専門医を受診することは拒否をする場合もあります。こういう場合はかかりつけの医師が説得して専門医受診を促していくことが必要です。うまく説得できれば受診につながる場合も多いのです。

　また、かかりつけ医受診の際にケアマネジャーに同席してもらったり、家族ではなく第三者が関わることによって受診につながるケースもあります。しかし、どうしても受診をしないケースの場合は、医師が訪問することもあります。

⑤ 本人を深く知る努力

　認知症の人は、「知」的な能力の部分は低下しても「情」的な相手の気持ちを感じとるという部分は末期まで保たれるので、スタッフが相手を尊敬して接する気持ちは重要です。認知症の人はスタッフの顔や声をよく認識しています。対応の丁寧なスタッフには心を開き、歯磨きや、口腔ケア、オムツ交換などに応じてくれます。しかし、十分な声掛けもしないで乱暴に口を開けさせようとしたり、オムツ交換をしようとするスタッフには心を開かず、時には手や足が出たり介護抵抗が出る場合もあります。本人は、一方的に強要される介護に対してとっさに「いや、やめて」という言葉を出せないこともあります。そのためについつい手や足が出てしまうことにつながるのです。これは介護抵抗といってもスタッフ側に問題があるわけで、本人に責任があるわけではありません。これらのことからわかるように介護スタッフの接遇、対応には十分な配慮が必要です。

28

第2章 認知症予防の重要性

■ 認知症の予防 ■

1 認知症予防

（1）認知症予防の重要性

　認知症は突然発症するのではなく、徐々に認知機能が低下し、健康状態から認知症へ移行していきます。認知症とは脳の複数の認知機能の低下により、日常生活に支障を来した状態です。認知機能の低下を促進する因子と遅らせる因子が拮抗しながら、徐々に認知症へと移行していきます。

　認知症の発症を予防する1次予防、軽症からの進行を防ぐ2次予防、病気が明らかになっても、予防的な視点に立って本人の意向を尊重し家族や仲間と一緒に暮らせることを目指す3次予防と分けて考えると予防の意義と介入の果たす役割がわかりやすくなります。通常、疾病予防においては「運動、食事、休息」を適正に保つことが大切ですが、認知症予防においては「知的刺激」や「社会的つながり」も必要となります。

　脳の可塑性は認知症予防を考えるうえで重要です。脳には、神経（脳）細胞が加齢や疾病により減少しても、神経（脳）細胞の再生とネットワークへのつながりを介して機能を保つ力があります。これは認知症の予防介入の根拠となるものです。認知症の危険因子とされるものには加齢、遺伝子、うつ病、生活習慣病（**高血圧症**[1]、**糖尿病**[2]、**脂質異常症**[3]、メタボリッ

1　**高血圧症**／血圧が正常範囲を超えて高く維持されている状態である。自覚症状がないことが多いが、虚血性心疾患、脳卒中、腎不全などの発症原因となる。血管性認知症の原因となりやすい。

2　**糖尿病**／血糖値やヘモグロビンA1c値が一定の基準を超えている状態を指す疾患である。身体中の微少血管が徐々に破壊されていき、糖尿病性神経障害・糖尿病性網膜症・糖尿病性腎症などを引き起こす。アルツハイマー型認知症の原因となりやすい。

3　**脂質異常症**／血液中に含まれるコレステロールや中性脂肪などの脂質が過剰、もしくは不足している状態を指す。動脈硬化症や脳卒中を引き起こす原因になり、認知症予防に大切な役割をもつ。

29

ク症候群)、頭部外傷、短い教育歴などがあり、防御因子として知的刺激、運動、食事、社会参加などのライフスタイルと、長い教育歴などがあります。

　この中で生活習慣病とライフスタイルはすべての人に関わるものであり、修正可能な因子です。生活習慣病を管理し、ライフスタイルを改善することが認知症の1次予防です。認知症の前段階のMCIの段階から約束を憶えたり、段取りをつけたり、周囲に気配りしたりする能力が低下してきます。周囲の人々との関係をうまく保つことが難しくなり、引きこもり、無為な生活を送るようになります。この段階でできることを引き出す関わりが重要となります。これが認知症の2次予防です。

　私たちは足の不自由な人には手を差し伸べ、転ばないように手助けします。ところが認知症は身体的には外見からの判別がしにくいために、忘れることを責めたり、馬鹿にしたりしてしまうことがあります。脳の働きを知ることで、認知症の人の失われた機能に思いを巡らせ、本人の感じていることに共感することができるようになります。

　人は愛され、感謝され、必要とされることを求めます。したがって、認知症が進行しても本人の力を生かしてできることをしてもらい、できないことを支援していくことで、生きがいをもち続けられる機会を増やすことが認知症の人を支え、進行を防ぐ3本目の柱となります。これが認知症の3次予防です。

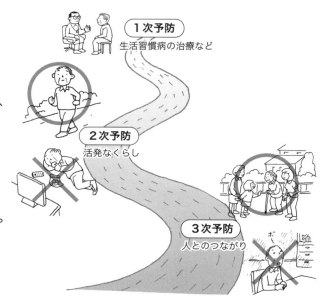

図7　1次予防から3次予防のイメージ

（2）認知症予防の疫学

　高齢化は、認知症の人の増加につながります。しかし、米国や他の先進国における近年の研究では、認知症の年齢別リスクが過去25年間で減少している可能性があることが示唆されています。英国のケンブリッジシャー、ニューカッスル、ノッティンガムの3つの州で1899～1904年までの間に、65歳以上の高齢者7,635人を調査しました。20年後2008～2011年に同じ地域で、同じ方法で同じ年齢層の7,796人の調査をしました。初回の結果から予測された20年後のこれらの地域での認知症有病率は8.3％と予測されていましたが、実測では6.5％でした。このことから20年前の世代より、認知症の有病率が低下していることが明らかとなりました。これまで高齢化が進む中で認知症になる人の数は当然増加すると思い込まれていたので、この事実は衝撃的でした。

　米国で代表的なHealth and Retirement Studyのデータより、2000年（1万546人）と2012年（1万511人）の65歳以上の米国人口縦断調査が行われました。65歳以上の認知症有病率は、2000年11.6％、2012年8.8％と有意に低下していました。教育年数の長さが認知症リスク低下と関連しており、2000年と2012年で教育年数は11.8年から12.7年へ有意に増加していました。著者らは「米国における認知症有病率は、2000年から2012年にかけて有意に減少していた。認知症有病率の低下には、教育年数の増加が一部関連していたが、有病率低下に寄与する社会的、行動的、医学的要因は明らかになっていない。認知症の発症や有病率の傾向を継続的にモニタリングすることは、将来的な社会的影響を評価するために重要である」としています。

　2010年全世界で約3,400万人のアルツハイマー型認知症の人がいましたが、米国の疫学研究において、7つの修正可能な危険因子がアルツハイマー型認知症の半数に影響を与えていること、それらを10～25％減らすと全世界で約300万人のアルツハイマー型認知症の人数を減らすことができるという疫学研究が発表されました。7つの因子とは糖尿病、中年期高血圧、中年期肥満、喫煙、うつ病、低い教育歴と運動不足です。全世界

では教育歴、喫煙、運動不足、うつ病、中年期高血圧、糖尿病、中年期肥満の順に影響が大きく、米国などの先進国では運動不足、うつ病、喫煙、中年期高血圧、中年期肥満、教育歴、糖尿病の順番でした。

（3）脳の可塑性について

　脳の可塑性とは脳由来神経栄養因子（BDNF）などの脳内化学物質の変化、神経細胞（ニューロン）の新生、神経回路の再配線などの変化をまとめて表します。「経験は脳を変える」という脳の可塑性は、人の一生にわたって続く重要な「脳の基本的性質」です。「脳の可塑性」は、人がさまざまな能力を獲得し発揮するうえで必須です。脳の基本回路は遺伝子に刻まれた設計図に基づいて創られますが、創られた回路は生後の環境からの刺激によって変化し形成されていきます。また、成人となるまでに脳はひとたび完成しますが、それ以降も脳の可塑性がなくなるのではなく、その後も正常な形でも、病的な形でも、環境刺激に反応して脳は変化を続けます。このように、脳、特に人の脳においては、遺伝子ばかりではなく、環境刺激がその形成、発育、**修飾**[4]に大きく関わっています。

（4）生活習慣病と認知症予防
①糖尿病と認知症

　ロッテルダム研究においては6,370人の糖尿病の高齢者を2年間前向きにフォローしたところ126人が認知症を発症し、そのうち89人がアルツハイマー型認知症でした。糖尿病の人は健常者に比べて認知症を発症するリスクがほぼ2倍となり、アルツハイマー型認知症のリスク比も2倍でした。福岡県久山町における**久山町研究**[5]でも1,017人の地域住民の耐糖能を調査し、食後2時間値の上昇がすべての認知症、アルツハイマー型認

4　**修飾**／ドパミン、セロトニン、ノルアドレナリンは、環境刺激に応じてニューロンから分泌され、ほかの多数のニューロンの活動を変化させる作用をもつ。この作用を神経修飾という。
5　**久山町研究**／九州大学が1961年から福岡市に隣接する久山町（人口約8,400人）の住民を対象に、脳卒中、心血管疾患などの疫学調査を行っている。2002年より従来の環境因子に遺伝子解析を加え、生活習慣病のゲノム疫学が初めて開始された。

知症、血管性認知症のリスクであることを明らかにしています。その後の多くの**前向き研究**[6]で糖尿病と認知症の関係は確認され、糖尿病が認知症を発症しやすくする病態は動脈硬化、微小血管障害、糖毒性、インスリン抵抗性とアミロイドβ蛋白蓄積などの複合的な結果とされています。

②高血圧と認知症

　高血圧と認知症の関係は年齢によって異なります。中年期の高血圧は、高齢期の認知症発症や、認知機能の低下の危険因子です。高血圧は血管性認知障害の主要なリスク因子であり、アルツハイマー型認知症の潜在的リスク因子として浮上してきているという、米国心臓協会の新たな声明が出ています。

　高血圧は、脳血管構造を破綻させ、**アテローム性動脈硬化**[7]を促進し、脳血管の調節メカニズムを損ないます。これらの血管の変化によって、認知機能にとって重要で特に傷つきやすい白質領域において、脳が虚血性傷害を受けやすくなり、アルツハイマー型認知症の病理が進行する可能性があります。一方、80代または90代で発症する高血圧は90代の認知機能低下リスクを減らすことが判明しました。カリフォルニア大学神経学・疫学教授らの研究では、90歳以上の対象者559人を3年近く追跡調査しています。研究開始時、対象者に認知症は認められていません。血圧の推移を確認し、6カ月ごとに認知症について評価したところ、追跡調査中に40％が認知症を発症しました。高血圧（収縮期血圧140mmHg以上、拡張期血圧90mmHg以上）を80歳以降に発症した人は、90代で認知症を発症する可能性は正常血圧の人に比べて42％低く、90歳以降に高血圧を発症した人は、認知症を発症する可能性が高血圧を認めなかった人よりも63％低かったと報告しています。

6　**前向き研究**／研究目的で新たなデータをとるために検査や治療を行い集計分析する研究。これに対して、すでに行った検査や治療のデータを集計・分析する研究を後向き研究という。

7　**アテローム性動脈硬化**／糖尿病、脂質異常症、高血圧、喫煙などの危険因子によって動脈内側に粥状のプラークが発生し、血流を流れにくくする状態のこと。

（5）ライフスタイルと認知症予防

①運動

　65歳以上の高齢者で最低15分以上の散歩、自転車、水泳などの有酸素運動を1週間に3回以上行ったグループは、3回未満のグループに比べて認知症のリスクが減少していました。65〜75歳の155人の女性を筋トレグループとバランストレーニンググループに分けて1年間観察したところ、筋トレ群で注意分配機能や課題解決などの実行機能がバランス群に比べて優れていました。65歳以上の男女50人のMCIの人を有酸素運動、筋トレなどに、認知刺激を加えた（コグニサイズ）群と、健康教育座学群の2群に分けて1年間比較したところ、コグニサイズ群で記憶や語流暢性の改善を認めました。

　運動量と認知症の関係の評価は自己申告票によることが多いのですが、客観的な日常生活活動量をアクティグラフにより判定し、認知機能との関係を調べた報告があります。716人の高齢者の1日の活動量を計測したところ、4年間経過観察で71人がアルツハイマー型認知症となり、1日の活動量が多い人ほど認知症になるリスクが減っていました。65歳以上の高齢者876人を5年間観察し、さまざまな運動をカロリー消費量（1週間の消費キロカロリー）に換算し、MRI測定による大脳灰白質の量との関係を調べた研究があります。運動の種類や頻度にかかわらず、消費カロリーの多いほうが大脳の前頭葉、側頭葉、頭頂葉、海馬、視床、大脳基底核の灰白質の量が多いことが明らかになりました。

②食事

　食事と認知症についての研究は多岐にわたります。**地中海式食事**[8]の認知症予防効果が注目を浴びています。さらには地中海式食事と高血圧予防に開発されたDASH、ダイエットの両者を統合したMINDダイエットという食事を工夫してよりこまかく認知機能低下予防と、アルツハイマー病発症予防効果を認めた研究が最近報告されています。

8　**地中海式食事**／果物、野菜、穀類、魚、シリアル、低〜中等量の乳製品、n-3不飽和脂肪酸、ワインを主体とし、飽和脂肪酸や肉類を少なくした食事。

日本における久山町研究では、大豆製品、野菜、海藻、牛乳・乳製品、少量の米などで構成されるバランスの良い食事が、認知機能低下の予防に有効であることが示されています。特定の微量栄養素の摂取により、認知機能の保持や認知症予防につながる研究成果が多数報告されています。ω-3脂肪酸、DHA・EPA、ビタミンE、クルクミン、ビタミンD、カフェイン、ココア、緑茶、ベリーなどさまざまな研究がありますが、最近の傾向として一人ひとりの栄養状態を評価したうえで適切に微量栄養素を補給することも試みられています。

（6）うつ病と認知症予防

　うつ病は**コモンディジーズ**[9]で、認知症は高齢者に多い疾患です。うつ病と認知症の関係を知るうえではうつ病発症の時期が大切です。中年期以前にうつ病の既往のある人は認知症を発症するリスクが2倍になります。これに対して高齢期のうつ病は認知症との関係はより複雑です。うつ病が認知症の前駆症状か、結果か、危険因子か、明らかではありません。

　生物学的にうつ病と認知症を結ぶ病態は、血管障害、副腎皮質ホルモンと海馬萎縮、アミロイドβ蛋白の増加、炎症、神経成長因子の減少などがあります。これらの病態を解明することが、うつ病と認知症を治療するうえで重要です。

（7）フレイルと認知症予防

　フレイル（虚弱）とは加齢により心身のストレスに対する抵抗力が低下し、日常生活機能障害・要介護状態・そして死亡に陥りやすい状態であるものの、適切な介入で健康に戻る可能性をもつ状態とされます。米国のフリードが2001年に発表した診断基準として、体重減少・疲れやすい・筋力低下・歩行速度の低下・身体活動の低下の5項目のうち3項目以上に該当すればフレイル、1～2項目でプレフレイルとされます。**サルコペニ**

9　**コモンディジーズ**／医師から見て日常的に高頻度で遭遇する疾患で、有病率が高く、ありふれた疾患のこと。風邪、高血圧症など。

ア[10]を基盤とした概念です。わが国では2011年に国立長寿医療研究センターが実施した「脳とからだの健康チェック」で作成されたフレイルを簡便に判定するチェックリストがあります。この基準を用いて、65歳以上、要介護者を除いた5,104人の高齢者の11.3%にフレイルを認めています。

　フレイルは身体的・心理的・社会的側面からなり、相互に影響を及ぼし認知症との関連性も強いとされます。脳卒中やパーキンソン病の人を除いた2,619人の65歳以上の認知症のない高齢者を平均6.5年追跡したところ、521人が認知症となり、フレイルの人は1.78倍認知症になりやすいとの結果でした。この研究ではアルツハイマー型認知症以外の認知症もフレイルと関係が深いとされています。レビー小体型認知症は、転倒も多く、うつを伴いやすくフレイルと関係が深いと思われます。

(8) アクティビティと認知症予防

　アクティビティと認知症予防は、運動と知的刺激の複合的な影響を評価することになります。2003年に報告された余暇活動と認知症発症についての研究があります。75歳以上の認知機能の正常な地域住民において、研究開始時の在宅生活での知的活動と身体活動の1週当たりの実施回数を点数化し、この評価点数と5年観察した間に発症した認知症の人の数との関係を解析しました。知的刺激群では開始時の評価点数が高いほど認知症発症頻度は減少しましたが、身体活動群では減少しませんでした。

　ダンスや楽器演奏などのアクティビティが、座学の健康指導に比べて軽度認知障害の人の認知機能に良い影響を与える、麻雀（知的刺激）、太極拳（運動）が手工芸に比べて認知症の人の認知機能低下を遅らせる、音楽療法の有効性など、さまざまな介入効果が検討され報告されています。また身体活動と知的刺激の複合効果を調べた研究があります。65歳以上のトレーニングをしていない地域住民126人を、知的刺激介入群（在宅での

10　**サルコペニア**／「sarx（筋肉）」と「penia（喪失）」というギリシャ語を組み合わせたもので、1989年にローセンバークによって、提唱された。「筋量と筋力の進行性かつ全身性の減少を特徴とする症候群で、身体機能障害、QOL低下、死のリスクを伴うもの」と定められている。

個別認知刺激コンピュータプログラム実施）とコントロール群（在宅での個別健康教育ビデオ鑑賞）に振り分け、その後それぞれの群を身体活動介入群（集団での有酸素運動）とコントロール群（集団でのストレッチ運動）に振り分けました。知的刺激と身体活動はそれぞれ1回1時間、週3回実施し、12週観察しました。すべての参加者が研究開始時に比べ、終了時に認知機能は改善しましたが、介入群とコントロール群での差はなく、知的刺激介入と身体活動介入群間でも差を認めませんでした。この結果から、介入刺激の種類より刺激の量のほうが影響が大きいことが考察されています。またアクティビティに集中できる気分や性格についての研究も試みられています。

このようにアクティビティを脳活性化訓練として活用するには、身体運動と知的刺激などの刺激のカテゴリーや、個々のアクティビティプログラムの効果よりも、そのプログラムにどれだけ集中できるか、長く続けることができるか、やる気と楽しさを引き出すスキルが大切になると考えます。このことは2次予防、3次予防にも通じるもので、新奇性、即興性、汎用性、定番、季節、難易度、競争心、報酬、役割、笑い、協力などを考慮したプログラムづくり、スタッフの役割分担、周到な場づくりなどの工夫が、進行する認知症の長期の経過を変え、生きがいを与えることができるのだと思います。さらにそのようなスタッフ育成にあたり、場の雰囲気を感じ取る能力、中に入って盛り上げ、リードするなど、場の雰囲気を作り上げることのできる人材育成が望まれます。

（9）ソーシャルキャピタル

政府が2015年に発表した「認知症施策推進総合戦略～認知症高齢者等にやさしい地域づくりに向けて～（新オレンジプラン）（46頁～参照）」では、認知症の人が住み慣れた地域の良い環境で自分らしく暮らし続けるために必要としていることに的確に応えていくため、7つの柱に沿って施策を推進していくこととしています。認知症の人が住み慣れた地域で自分らしく暮らし続けるとは、認知症の人が差別がなく、地域の一員として社会

生活を送ることができる地域、社会、環境を作るということです。

　ソーシャルキャピタルとは、直訳すれば社会資本のことであり、道路や橋といった社会インフラを指します。しかし、日本においては社会関係資本と訳されることが多く、いわゆる社会資本とは区別されます。米国の政治学者、パットナムによれば、ソーシャルキャピタルとは、信頼、規範、ネットワークといった社会的仕組みであり、個人と集団のネットワークを通して入手できる資源です。つまり、「地域の総合力」ということになり、近年の日本が失いつつあるものです。ソーシャルキャピタルが認知症の人の生活やサービス提供状況、認知症の経過や予後に及ぼす影響などについての詳しい報告はまだありませんが、今後多くの研究が進められ、認知症の人が住み慣れた地域の良い環境で自分らしく暮らし続けるとはどういうものかが明確になるものと思われます。

　現在、市町村やNPO、町内会などを中心に認知症予防教室などが実施されていますが、これらの活動を通じて、行政や地域住民、**メディカルスタッフ**[11]、ケアスタッフなどとのネットワークが形成され、地域への愛着やつながりが強くなることがソーシャルキャピタルを豊かにします。ソーシャルキャピタルが豊かになることで、地域のあり方や町づくりも変わっていくのです。

② 1次予防

1次予防の基本的考え方

　わが国において、生活習慣病としてその対象となっている疾患は高血圧症、糖尿病、脂質異常症などが挙げられますが、まず考えなければならないのは、疾病に至る前の生活習慣であると考えています。米国においてはアルツハイマー型認知症の原因として、最も大きな原因の一つに運動習慣の欠如があり、「動かない生活スタイル」と呼ばれています。これは、高

11　**メディカルスタッフ**／医師、看護師、薬剤師、理学療法士、作業療法士、臨床検査技師、診療放射線技師など。

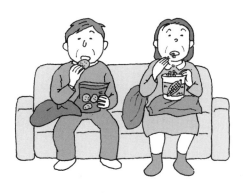

図8　座りがちな行動

齢者のみならず若い時代からの生活習慣を指し、1970年代のいわゆる「カウチポテト」（カウチに寝て、ポテトチップスを食べる）のころからあります（図8）。座りがちな生活と運動不足の危険因子として、心血管疾患・糖尿病・不安・うつ病・**深部静脈血栓症**[12]などが挙げられます。

これらの危険因子はフレイルやサルコペニアの直接的な原因としても注目され、さまざまな学会で検討が行われています。WHOが提唱するICF（国際生活機能分類）の生活機能モデルにあるように、運動不足や不十分な栄養摂取や社会不参加などの生活不活発病はフレイルやサルコペニアの原因となるため、十分な配慮が必要です。

わが国で上記に対して最初に行われた1次予防の制度としては、1988年の労働省によるトータルヘルスプロモーションに遡ります。これは、運動指導・保健指導・メンタルヘルスケア、そして栄養指導の4つの柱で1次予防を行うものでした。

2006年に成立した医療構造改革関連法の中で生活習慣病予防のために生活習慣病外来の制度ができました。定期的な生活習慣指導が含まれており、栄養指導、運動指導、座学などが行われています。2008年には特定健康診査・特定保健指導が始まり、生活習慣病対策が行われています。対象となる疾患には高血圧症・糖尿病・脂質異常症・肥満があります。

12　**深部静脈血栓症**／長時間にわたって同じ姿勢をとったり麻痺や療養のため長期臥床を余儀なくされたりすることによる静脈血の鬱滞や血液凝固の亢進が原因で肺や下肢に血栓ができる病気。肺塞栓や下肢静脈血栓症などを引き起こす。エコノミークラス症候群ともいわれる。

①認知症の原因となる疾患

● 高血圧症

認知症の中でも血管性認知症の原因として重要です。特に40〜60歳の中年期の高血圧症は動脈硬化症の原因になりやすく、脳梗塞や脳出血の予防の面から極めて大切です。

● 糖尿病

糖尿病は脳内の糖代謝に強い影響を及ぼし、アルツハイマー型認知症発症の要因となっていることがわかってきています。特に40〜60歳の中年期の糖代謝異常はアルツハイマー型認知症発症の大きなリスクとなっています。一方、血管性認知症の原因としては、糖尿病は大きな影響を及ぼさないようですが、加齢に伴う動脈硬化の進展に関しては高血圧症とともに影響を与えています。

● 脂質異常症

動脈硬化症の発生・進展に大きな影響を及ぼす原因として、古くから注目されています。高コレステロール血症の中で、善玉コレステロール（HDL-コレステロール）を正常に保ち、悪玉コレステロール（LDL-コレステロール）を少なくして動脈硬化を抑制することが重要であることが、数多くの研究で明らかになっています。

● 肥満

肥満も認知症の原因として上げられます。人は加齢により若いころと比べ基礎代謝が低下してくるため、同じ量の食事摂取を続けていると次第に体重が増えてきます。BMI（肥満指数：体重kg/身長m^2）が25を過ぎると肥満と診断されます。肥満は日常生活を送る際、次第に運動量が低下し、睡眠時無呼吸症候群の原因になることがあり、これにより脳へ送る酸素が不足し、認知機能低下に結びつくことが報告されています。

②認知症になりにくい生活習慣

認知症の原因疾患の6割を超えるアルツハイマー型認知症の発症に、生活や環境の影響が大きく関わっていることがわかってきました。

- **食習慣**

  野菜・果物 (ビタミンC・E、ベータカロチン、ロイシン、コリン) を十分に摂取する。魚をよく食べる。ポリフェノール (赤ワイン、コーヒー、緑茶、紅茶、ブルーベリー、すもも、いちご、ぶどう) を摂取する。

- **運動習慣**

  週3日以上の有酸素運動をする。

- **睡眠習慣**

  6時間以上の睡眠、30分未満の昼寝を心がける。

- **他者とのコミュニケーション**

  知人・友人とのコミュニケーションと、さまざまな社会交流を行う。

- **知的活動習慣**

  文章を書く、読む、美術館や博物館に行く。

- **残存歯数と歯周病予防**

  残存歯数の減少と歯周病は直接的に認知症の進行を高める。

  以上のように、生活習慣は認知症予防に極めて大きな意義があります。

3 2次予防

(1) 2次予防の基本的考え方

生活の活性化が基本ですが、これは、身体的機能と認知機能の活性化を図ることです。活性化を促すために多くの活動や研究が行われていますが、3つの柱として、①楽しく頭を使う、②有酸素運動、③他者とのコミュニケーションが挙げられます。

①楽しく頭を使う

生活に楽しみを感じてさまざまな認知機能を刺激し、活性化することですが、そのためにさまざまなアクティビティがあります。アクティビティを行ううえではお仕着せのプログラムを実施するのではなく、五感機能や個々人の好きなものや興味などを詳しくアセスメントし、本人に合ったものを選ぶことが大切です。高齢になり、認知機能が低下し始めた対象者の

脳血流を測定すると、うれしいと感じるもの、好きなもの、興味のある課題を行ったときに血流が増加することからも裏付けられます。

②有酸素運動

　身体活動を行うと脳血流が増加することが知られています。しかし、高齢者には、息を止めて行うものや全力を出して激しく行う、いわゆる無酸素運動は（高齢者の体力から見ても）勧められません。歩行や体操などの運動で、激しくない運動（有酸素運動）が推奨されます。この方法は身体機能を活性化するために危険を伴わない優れた方法であると考えられ、近年よく言及されるフレイルの予防や改善にも有効です。

③他者とのコミュニケーション

　社会参加と訳されることもありますが、一人で行うのではなく、周囲との関係性を作り、社会参加を図ることです。孤立やうつは、アルツハイマー型認知症の原因として挙げられており、さまざまな活動を知人や仲間と行うことは意欲を高めることにつながり、認知症の予防・改善に大きな意義を有します。

（2）アクティビティとレクリエーション

　英国や米国のさまざまな病院や施設におけるアクティビティの状況を見てみると、そこに共通するものは、個々人の毎日の生活を有意義にし、生きるための目標となるものであり、個々人が目標を設定して、それに近づき、これを行うことにより達成感を得られるということです。①個々人が主役となり、楽しみを感じながら行うもので、②毎日の生活の中で継続的に行われていて、③四肢あるいは全身を用いて五感を使いながら自分自身を刺激し、機能を保っています。

　一般にいわれるレクリエーションは、仕事・勉強の疲れを休養や楽しみで回復すること、またそのために行う休養や楽しみであり、アクティビティとは全く異なる意味と目的をもつ、似て非なるものです。アクティビティとレクリエーションは一部で正しく理解されず、混同して用いられているため、正しい理解と使われ方に留意すべきです。

4 3次予防

（1）3次予防の基本的な考え方

　中等度以上の認知症の人々を理解するために最も大切なことは、認知症の人の立場になって考えることです。そのうえで本人の希望や要望を理解することです。認知症の人は自身の認知機能障害に基づくさまざまな不安を抱え、暮らしているといえます。記憶障害の中の見当識障害、判断力の低下によって引き起こされるBPSDと呼ばれるさまざまな症状が出現する可能性があります。

　まず、「ケアの大切さ」が挙げられます。生活障害をもつ本人が生活を、できるだけ困らないで送るための生活指導は極めて大切です。ここで特に重要なのはその人の思いを十分に聞き取ることです。聴力の低下や理解力の低下により、スムーズなコミュニケーションがとりにくいことがありますが、だからこそその人のリズムで、その人の思いを聞き取ることが極めて重要になります。また、その折に話の内容を十分に理解し尊重する姿勢を持ち続けることが肝要です。併せて、「ご家族の理解と適切な関わり」をもってもらえるように知識を伝え、実行してもらうことです。並行して、高齢者の多くの人が抱える慢性疾患に対して、適切な助言・指導が重要です。

　次いで、「生活不安を減らすこと」です。そのためには福祉の原則である残存能力の活用が大切です。この点を活かしたケアを行うグループホームや施設でのユニットケア、小規模多機能型居宅介護などの介護保険サービスでは個別のアセスメントにより個々人のできることを知り、感情的にならず、わかりやすい言葉と笑顔で話し、役割分担を行い、生活不安をできるだけ減らし穏やかな毎日を送るための支援を行っています。このことは人生の継続性の尊重という基本的な考えを実行することにもつながっています。「本人が主役となる生活を本人とともに考えつくること」は個々人の尊厳を守ることにつながります。認知症発症により、それまで守られていたその人の主役の場が次第に少なくなり、生活の中でしだいに脇役の立場にやられてしまうことが多く見られ、それは気落ちや自信の喪失につ

ながります。発症してもすぐに何もできなくなることはありません。自分で判断することが難しくなっても周囲がそれを理解し、できるだけ多くの機会を作って、その人が主役になる場を作ることが肝要です。これによりその人の尊厳が守られることにつながります。

　以上の基本的な考え方を守ることを肝に銘じたいものです。

（2）パーソンセンタードケア

　20世紀後半の英国では、認知症のある人を「何もわからなくなり奇妙な行動をする」という捉え方が一般的で、施設では時間通りのオムツ交換や入浴介助を行う流れ作業的なケアが行われていました。臨床心理士で、かつ宗教学を修めたブラッドフォード大学の教授トム・キットウッドはケア施設において認知症をもつ人々を細かく観察し、その結果、人としての尊厳が傷つけられることが認知症をもつ人の状態の悪化に大きく影響していることに気付きました。このような認知症に関わる人の職場風土に問題があるとし、認知症をもつ人の見方を職場全体で変える必要があると考え、アルツハイマー病の人の「人」の部分に着目し、さまざまな要因との相互作用により行動や状態が起きているという考えの下にパーソンセンタードケアという概念を確立しました。この概念には大きな反響がありました。この方法は2000年ごろにわが国に紹介され、高い評価を得ています。

①認知症ケアの目的

　認知症ケアの目的はパーソンセンタードケアだといってもよいでしょう。日本では「利用者中心のケア」あるいは「その人らしさを尊重するケア」などと呼ばれています。パーソンセンタードケアとは、その人らしさ、つまり「個別性」を尊重し生活を支えるケアだといえます。

②心理的ニーズ

　トム・キットウッドとその研究グループは、ケア現場で認知症の人の観察を行い、どのような心理的ニーズが観察されたかをまとめています。

•「くつろぎ」

　認知症の人は不安感や不快感から逃れるため、歩き回ったり、それを止

めようとする人に抵抗したりします。これはケアに対して敵意ある反抗ではなく、心身ともにくつろぎたいという願いからきている行動と考えられています。

●「自分が自分であること」

「自分が自分である」という感覚が保てないことは自分の存在自体が危ぶまれることになりかねません。そういう意味で「自分が自分であること」はとても大切な心理的ニーズの一つです。

●「結びつき」

自分と周りの世界とのつながりが途切れる認知症の人はそのつながりが不確実になればなるほど、昔からよく知っているなじみの人やものとのつながりに頼ることによって安心を得たいと感じます。

●「たずさわること」

認知症になると火の不始末や料理を完成できないなど、仕事や役割を奪われることが多くなります。認知症の人は一見、意味不明の行動をすることがありますが、それは前向きの状態だと認識する姿勢をもつことが大切です。

●「共にあること」

認知症の人は、人の輪から外され無視されることに対する憤りをうまく表現できないため無表情になったりすることがあります。誰かと共にあると感じられない機会が重なることで、認知症の人は深く傷つきます。

③5つの視点

トム・キットウッドは認知症をもつ人の行動や状態は認知症の原因となる脳の疾患のみに影響されているのではなく、次の5つの要素が組み合わさって起きていると考えました。

- **脳の障害**：アルツハイマー型認知症、脳血管障害など
- **性格**：性格傾向、対処スタイルなど
- **生活歴**：生育歴、職歴、趣味など
- **健康状態**：既往歴、現在の体調、視力・聴力など
- **環境**：その人を取り囲む社会心理（人間関係のパターン、人との関わりなど）

（出典：Tom Kitwood.Dementia reconsidered-The person comes first-Open University Press 1997）

5 認知症施策

ここでは、国が行っている認知症施策について学びます。

新オレンジプランの基本的考え方

認知症の人などにやさしい地域づくりを推進していくため、認知症の人が住み慣れた地域の良い環境で自分らしく暮らし続けるために必要なことに的確に応えていくことを旨としつつ、7つの柱（表6）に沿って、施策を総合的に推進していくことになっています。本戦略の対象期間は2025年までです。

表6　認知症施策推進総合戦力（新オレンジプランの7つの柱）

●7つの柱　　　　　　　　　　　　　　　　　　2015年1月27日　公表
①認知症への理解を深めるための普及・啓発の推進
②認知症の容態に応じた適時・適切な医療・介護などの提供
③若年性認知症施策の強化
④認知症の人の介護者への支援
⑤認知症の人を含む高齢者にやさしい地域づくりの推進
⑥認知症の予防法、診断法、治療法、リハビリテーションモデル、介護モデルなどの研究開発およびその成果の普及の推進
⑦認知症の人やその家族の視点の重視

出典：2015年1月27日　報道発表資料「認知症施策推進総合戦略〜認知症高齢者等にやさしい地域づくりに向けて〜（新オレンジプラン）」

①認知症への理解を深めるための普及・啓発の推進

認知症サポーター[13]を養成します。

②認知症の容態に応じた適時・適切な医療・介護等の提供

認知症地域支援推進員は、保健師や看護師などで、地域の実態に応じた認知症施策の推進を行う役割を担い、かかりつけ医からの情報を得て、必

13　**認知症サポーター**／認知症について正しく理解し、認知症の人や家族を温かく見守り、支援する応援者。市町村などで実施する「認知症サポーター養成講座」を受講して認知症サポーターになる。

要に応じて認知症初期集中支援チームと連携をとる職員です。早期発見・早期対応のためのかかりつけ医・歯科医師、薬剤師の認知症対応力向上のための研修や認知症サポート医の養成の一層の推進が新たに加えられました。看護職員や介護職員向けの認知症介護・対応力向上のための研修、医療・介護者間の情報共有も進められています。

１）早期診断・早期対応のための体制整備

　かかりつけ医等の対応力向上や認知症サポート医の養成として認知症の症状や発症予防、MCIに関する知識の普及啓発を進め、本人や家族が小さな異常を感じたときに速やかに適切な機関に相談できるようにするとともに、かかりつけ医による健康管理やかかりつけ歯科医による口腔機能の管理、かかりつけ薬局における服薬指導が望まれます。さらに、地域、職域などのさまざまな場における町内会、企業や商店、ボランティアやNPO、警察などによるさまざまなネットワークの中で、認知症の疑いがある人に早期に気付いて適切に対応していくことができるような体制の構築を目指します。

２）認知症疾患医療センター等の整備

　認知症の疑いがある人については、かかりつけ医などが専門医、**認知症サポート医**[14]等の支援を受けながら、必要に応じて認知症疾患医療センター等の専門医療機関に紹介のうえ、速やかに鑑別診断が行われる必要があります。

３）認知症初期集中支援チームの設置

　早期に認知症の鑑別診断が行われ、速やかに適切な医療・介護等が受けられる初期の対応体制が構築されるよう、認知症初期集中支援チームの設置を推進します。市町村が地域包括支援センターや認知症疾患医療センターを含む病院・診療所等にチームを置き、認知症専門医の指導のもと複数の専門職が、認知症が疑われる人または認知症の人やその家族

14　**認知症サポート医**／「認知症サポート医研修」を受講して認知症サポート医になる。役割としては、①かかりつけ医の認知症診断等に関する相談・アドバイザー役となるほか、他の認知症サポート医との連携　②各地域医師会と地域包括支援センターとの連携　③かかりつけ医を対象とした認知症対応力の向上を図るための研修を行う。

を訪問し、観察・評価を行ったうえで本人および家族へ支援などの初期の支援を包括的・集中的に行い、かかりつけ医と連携しながら認知症に対する適切な治療につなげ、自立生活のサポートを行います。

４）BPSDや身体合併症への適切な対応

　認知症の人にBPSDや身体合併症などが見られた場合にも、医療機関・介護施設等で適切な治療やリハビリテーションが実施されるとともに、当該医療機関・介護施設等での対応が固定化されないように、退院・退所後もそのときの容態にもっともふさわしい場所で適切なサービスが提供される循環型の仕組みを構築します。BPSDに対しては、非薬物療法をまず推奨します。

５）身体合併症等への適切な対応

　認知症があっても適時適切に身体合併症に対する検査治療ができるように、急性期医療機関、一般病院勤務の医療従事者に対する認知症対応力向上研修の受講を進めます。また、医療・介護関係者等の間の情報共有が重要になるので、認知症情報連携シート（仮称）の活用を勧めます。

③若年性認知症施策の強化

　若年性認知症の人については、就労や生活費、子どもの教育費などの経済的な問題が大きく、居場所づくり、就労・社会参加支援などのさまざまな分野にわたる支援が必要とされています。

④認知症の人の介護者への支援

　認知症の人の介護者への支援を行うことが認知症の人の生活の質の改善にもつがるという観点も大切です。特に在宅においては認知症の人のもっとも身近な伴走者である家族など、介護者の精神的・身体的負担を軽減する観点からの支援（通所介護、短期入所生活介護、小規模多機能型居宅介護等のサービスの整備）や、介護者の生活と介護の両立を支援する取り組みを推進します。**医療介護総合確保推進法**[15]を踏まえ、新たに目標を設定

15　**医療介護総合確保推進法**／2014（平成26）年成立した「地域における医療及び介護の総合的な確保を推進するための関係法律の整備等に関する法律」。高齢化が進行する中で、社会保障制度を将来も維持していくために、医療・介護提供体制の構築や、医療・介護を対象とした新たな税制支援制度の確立、地域包括ケアシステムの構築などを行い、地域における医療と介護の総合的な確保を推進するもの。

しています。認知症カフェの設置も新しい支援の目標の一つです。

⑤認知症の人を含む高齢者にやさしい地域づくりの推進

　65歳以上高齢者の約4人に1人が認知症の人またはその予備群といわれる中、高齢者全体にとって暮らしやすい環境を整備することが、認知症の人が暮らしやすい地域づくりにつながると考えられています。生活支援、生活しやすい環境の整備（高齢者用住居、公共交通充実、バリアフリーなど）、就労・社会参加支援および安全確保、認知症の人を含む高齢者にやさしい地域づくり（独居高齢者の安全確認、成年後見、交通安全）の推進に取り組みます。

⑥認知症の予防法、診断法、治療法、リハビリテーションモデル、介護モデル等の研究開発およびその成果の普及の推進

　認知症を来す疾患それぞれの病態解明やBPSDなどを起こすメカニズムの解明を通じて、予防法、診断法、治療法、リハビリテーションモデル、介護モデル等の研究開発の推進が望まれています。また、研究開発により効果が確認されたものについては、速やかに普及に向けた取り組みを行います。認知症の人の自立支援や介護者の負担軽減に資する観点から、日本の高度な水準のロボット技術やICT技術を活用した機器等の開発支援・普及促進を行っていきます。

⑦認知症の人やその家族の視点の重視

　初期段階の認知症の人のニーズ把握や生きがい支援、また認知症施策の企画・立案や評価への認知症の人やその家族の参画など、認知症の人やその家族の視点を重視した取り組みを進めていきます。

第3章 認知症の人への接し方と心構え

■ 認知症のケア ■

1 介護家族への支援

認知症の人は認知機能障害があることで介護者の話を理解することが困難であったり、一旦は理解してもそれを覚えていることが困難であったりするために家族の身体的・心理的負担が大きくなり、そのことが介護家族のケアに影響を及ぼしています。不適切なケアが認知症の人の混乱を増長させ、さらにBPSDが悪化し、介護者の負担をますます増大させるという悪循環が生じてきます。

家族支援は介護家族に**レスパイト**[1]を提供するにとどまらず、相談援助や認知症という病気に対する知識や技術の情報を提供するといった教育支援などの幅広い視点で捉えることが必要であり、介護家族を支援することは、認知症の人の支援につながるものです。

2 認知症の「人」を理解する

認知症の人が起こすさまざまな行動に目を向け、その場をどう切り抜けるかというその場しのぎのケアを中心に考えていた時代が長く続き、認知症の「人」という捉え方をしてこなかった経緯がありますが、近年は「病気」そのものより「人」を中心に置き、その人が何を求め、何に苦悩しているのかを考える新しい文化が育ってきています。

---

1 **レスパイト**／レスパイトとは「休息」「息抜き」「小休止」という意味をもち、在宅介護の要介護状態の利用者が福祉サービスなどを利用している間、介護をしている家族が一時的に介護から解放され休息をとれるようにする支援のこと。（介護保険法ではショートステイの給付が規定されている）

これは、パーソンセンタードケア（44頁参照）と呼ばれるもので、認知症本人を対象としたケアのあり方に重点をおく考え方です。認知症の人の性格や気質・能力・人や物事に対処するスタイル、生活史、社会との関わりなどを幅広く理解することで1人の「人」を理解し、「1人の人生」を理解できることにつながるという考え方です。

その1人の「人」の声に耳を傾け、その人の世界を理解しようと努力し、本人の思いにかなったケアを展開していくということです。

3 認知症の人の生活環境

認知症の人は記憶障害、思考や判断力の低下、見当識障害などの中核症状により、不安や混乱、生活障害が起こりやすくなっています。環境を変えることで、リロケーションダメージによるBPSDが憎悪することがあり、生活環境への配慮が重要です。生活環境は次の3つの要素に分けられます。

①人的環境
②居住環境
③地域社会環境

これらの要素は生活者には密接な関係があり、互いに複雑に影響し合っています。認知症の人にとって生活環境調整が重要です。

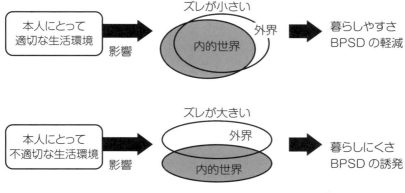

図9　認知症の人の生活環境

生活環境調整とは、認知症の人が自分らしさ、なじみやすさ、わかりやすさ、移りやすさ、動きやすさ、使いやすさ、居心地の良さを感じて環境に適応することです。環境が整っているかどうかで、認知症の人の生活の質が左右されることにもなります。

地域環境や地域の資源を活用することで認知症の人の生活圏が広がり、その人らしい暮らしの継続が可能となるのです。家族や事業所だけで支えようとせず地域の資源を活用し、これまでの生活スタイルや人間関係など地域との関係が途切れないような関わりや支援が必要です。

4 認知症の人とのコミュニケーション

(1) コミュニケーションとは

認知症ケアにおいてコミュニケーションを行うにはまず相手を「1人の価値のある人」として認めたうえで、互いに共感し理解し合う双方の関係づくりをすることです。

コミュニケーションは言語的コミュニケーション（バーバルコミュニケーション）、準言語・非言語的コミュニケーション（ノンバーバルコミュニケーション）で成り立ちます。

米国のアルバート・メラビアン博士は、「好意・反感などの態度や感情のコミュニケーションについて」の研究で以下の結果を得ました。これは3Vの法則とよばれるもので、1. 言語情報：7%（Verval）、2. 口調や話の早さなど聴覚情報：38%（Vocal）、3. 表情やしぐさなど視覚情報：55%（Visual）を比較した場合、言語情報より聴覚情報、視覚情報という準言語・非言語的コミュニケーションのほうがよりメッセージ性が高いと発表しています。

加齢に伴う身体機能の変化や視覚や聴覚など感覚機能の変化によるコミュニケーション能力の低下に配慮するとともに、認知症ケアにおけるコミュニケーションにはまずラポール（信頼関係）を築くことが前提です。

言語的コミュニケーションが難しくなった場合や記憶障害や見当識障害

などで相手が誰かということを認識できなくなっていても、笑顔で接し、温かいボディタッチを通じて、「この人は私のことをわかってくれている、この人なら安心だ」と思ってもらえる人間関係を築くことが重要です。

（2）バリデーション療法

　米国のソーシャルワーカー、ナオミ・ファイルが開発した認知症の人とのコミュニケーション技術の一つです。バリデーションとはもともと承認・確認の意味がありますが、ナオミ・ファイルは認知症の人の「経験や感情を認め・共感し・力づける」意味で用いています。

　その特徴は、認知症の人の行動には意味があると捉え、その人が歩んできた生活の歴史に照らし合わせて考えともに行動するなど「共感して接すること」に重点を置くことで認知症の人の尊厳を取り戻します。バリデーション療法は、認知症の人を次の4つの解決ステージに分けて考えます。①第1段階：認知の混乱、②第2段階：日時・季節の混乱、③第3段階：繰り返し動作、④第4段階：植物状態。

　さまざまな人間心理学や行動分析学に基づいた11の原則からなるバリデーション療法は上記の4段階それぞれのステージに合わせたバリデーションテクニック（アイコンタクト、優しい声、タッチング、音楽、ミラーリングなど）を用います。1回のセッションに要する時間は5〜10分程度です。

（3）ユマニチュード

　認知症の人のケアが難しい点は、相互理解ができないためコミュニケーションが断たれてしまうことにあります。ユマニチュードは、知覚・感情・言語による包括的コミュニケーションに基づいたケアの技法で、「見る」「話す」「触れる」「立つ」を4つの基本の柱としています。

　認知症の人を「個人」として尊重し希薄になっていく絆を積極的に結び直していく、よりよい絆を結ぶための具体的な技法として、見る・話す・触れる・立つことを援助していくという方法です。また、ユマニチュード

は認知症の人に有効なケアのみならずケアを必要とするすべての人に使える汎用性の高い技法であるとしています。

5 認知症の人への具体的な支援方法

（1）食事

食事は栄養や水分を補給し生命を維持するために必要です。しかし、認知症の人を支援する人は生命維持の側面だけでなくおいしさや「人と楽しく食べる」など社会的行動の側面にも焦点を当てていきたいものです。

記憶障害により食べたことを忘れてしまう人に「さっき食べたばかりでしょう」と答えるとします。本人は介護者の対応が本人の思いに反する答えになっていると、混乱したり、食べものと認識できずに手をつけなかったり、逆に食べ物でもないものを食べられるものと思って口にしたり、隣席の人の食事を自分のものと思い食べてしまうこともあります。また、実行機能障害等により箸を自分でとって食事をするという行為がわからず、いつまでも手をつけないでいたり、食べ方がわからなくなったりするなどが起こってきます。

◆ケアの留意点

- 食事をする際はできる限り同じ席につくようにする。
- 背が曲がったり顎が上がることのないよう姿勢を正し、誤嚥のリスクを回避する。
- 食事の時間がわかるように、時計を見せたり食事時間を知らせる。
- 旬の食材を使うなどおいしく食べられる工夫をする。
- 献立の内容を説明し、できるだけなじみのメニューにする。
- 箸やフォークなどは本人が長年使い慣れたものを提供する。
- 食事にまつわるエピソードなどを話題にし、仲間とともに食事していることを感じてもらう。

（2）入浴

　入浴は身体を清潔に保ち心身ともにリラックスでき、身体的・心理的効果が期待できます。

　認知症の人は認知症の原因疾患や加齢変化、その他複数の病気を併発していることが多く、アルツハイマー型認知症のように裸になることへの不安から「昨日入った」「家に帰ってから入る」と拒否することや、血管性認知症による意欲低下や面倒くさいなどの理由で拒否することがあります。原因疾患によって拒否の理由もさまざまです。

◆入浴拒否や攻撃性のある認知症の人への入浴援助過程時の注意点

- 場所を移動するときは必ず本人に説明し、本人のペース、本人の意思を優先する。強制的な誘導にならないよう注意を払う。
- 脱衣室、浴室内でのプライバシーの保持（陰部にタオルを掛けるなどの配慮）を心掛ける。
- 貴重品の取り扱いを説明する（眼鏡、時計など）。
- 認知症の人のその時々の反応に合わせて多様なアプローチを展開する。
- 安全に配慮し、転倒や疲労など予防的対応を行う。
- 誘導から着衣後の快の気持ちを共有する段階まで、それぞれの反応を確かめながら、入浴を中止する、あるいは強制してでも行うなどの影響を踏まえ選択する。

（3）排泄

　排泄は食べることと同様に重要なことです。認知症の人には尿意や便意の有無、尿意や便意の訴えなどを言葉で伝えられない、排泄場所の認識ができない、失行で正しく下着を脱げないなどさまざまな排泄障害が見られます。

①下痢に対するケア

　下痢は排泄の頻度が高く、感染が原因となる場合も少なくありません。特定のトイレが使用できるよう環境を整え、脱水予防のため水分補給がたやすくできるよう本人の手元に置くなどの準備をして説明をします。また、

体力の消耗を最小限にするとともにトイレ利用時の歩行に際し転倒予防に
努めましょう。

②便秘に対するケア

　認知症の人は便秘が原因でBPSDを発症する場合が少なくありません。
トイレの表示をわかりやすいものへと工夫し、夜間は照明にも配慮します。

　排便障害を改善するためには日々の食事や水分補給の状況、日中の活動、
睡眠などの日常生活リズムを整えるとともに薬剤の調整、ストレスの軽減、
環境への適応を図ることなどが必要であり、便失禁に対してすぐにオムツ
の適応を検討したり、放便や弄便にミトンの使用を検討したりすることの
ないよう、認知症高齢者の自尊心を守るケアを優先して考えましょう。

■ 認知症の症状とケア・リハビリテーション ■

1　アルツハイマー型認知症

ここでは、アルツハイマー型認知症について学びます。

（1）アルツハイマー型認知症の症状

①記憶障害

　記憶障害は、アルツハイマー型認知症の初発症状として最も頻度の高い
症状です。単なる想起困難（想い出すのに必要以上の時間がかかること）
ではありません。特に「エピソード記憶」と呼ばれる個人的体験記憶の障
害が起こり、自分の経験したことが記憶として残らないという特徴を示し
ます。したがって「同じことを何度も聞く」「5分前に言ったことも忘れ
て同じことを繰り返し言う」ことが起こります。

　これに対してプールで泳ぐ、自転車に乗るなどの身体で覚えた記憶は「手
続き記憶」と呼ばれる別種の記憶機能であり、アルツハイマー型認知症で
は高度に進展するまで障害されません。また、学習して得た知識や言葉と
ものとの対応関係を「意味記憶」といいます。例えば、夫が「電灯を消して」

と言っているのに妻は電灯の意味がわからない。「利き手はどちらですか」と言われても「利き手」の意味がわからない。1日は24時間、1年は365日などの常識的知識の崩壊も進行に伴って目立つようになります。

このように、記憶障害といっても多様であり、家族からその内容を具体的に聞き出すことが大切です。

②アルツハイマー型認知症の失見当識

失見当識とは、時間、場所や人物を正しく認識する機能の劣化をいいます。今日の日付や曜日が言えない、季節感の喪失、診察に訪れた病院がわからないなどで判断されます。理髪店へ行くと言って家を出て行ったものの、目的とする理髪店には辿り着けず、隣町で保護されたケースもあります。人物に対する見当識の障害は、アルツハイマー型認知症がかなり進行してからの症状です。実の娘に対して「あなたはどちら様ですか」と問うたり、兄弟と夫を混同するなどが見られます。

③アルツハイマー型認知症の失語

言語機能の障害を総称して失語といいます。質問に対してトンチンカンな返答が返ってくる、家族の会話が理解できなくなる、自分から喋らなくなるなどから始まり、新聞を読まなくなる、漢字の少ない文章となりその内容も平板化・貧困化する、字体そのものも劣化するなどの失語症状が見られます。

言葉のもつ意味の記憶は「意味記憶」と呼ばれますが、意味記憶の喪失を「語義失語」ともいいます。物品の呼称が困難となった場合に使われます。認知症では脳障害の広範化を反映して、運動性失語あるいは感覚性失語と単純に割り切れないことが多くあります。

④失行

目的とする動作を正しく遂行できないことを失行といいます。「○○○することができない」という状態です。トイレのレバーがわからず流せない、電燈を点けたり消したりができない、服がうまく着られない(着衣失行)などです。

診察室で行う、「時計の文字盤に数字を書いて、10時10分になるよう

に長い針と短い針を書き入れてください」というテストは、時計描画検査（Clock Drawing Test）と呼ばれ、失行の検査として汎用されています。じゃんけんのチョキを出す、検者が片手でキツネの手真似を見せてそれを模倣してもらうなども失行の有無を見るのに役立ちます。

⑤BPSD

認知症の人を介護する家族にとって深刻な問題となるのはBPSDです。脳の抑制性神経回路の障害を反映して、認知症になると一般に興奮しやすくなり、がまんができず、思い込みを抱きやすくなると思われますが、家族や介護スタッフなどの不適切な対応が背景にある場合もあります。テレビに映るアナウンサーが同居していると誤認してテレビに話しかけたり、鏡に映る自分を自分であると認識できずに話しかけることもあります。

（2）アルツハイマー型認知症のケアとリハビリ

ここでは、アルツハイマー型認知症の人のケアとリハビリについて具体例を用いて学びます。

〈事例〉　Aさん（男性／60歳代）
アルツハイマー型認知症診断から4年

- MMSE：3点（名前の復唱、指示動作の一部）
- FAST： 6　観念失行、着衣失行、視空間障害、鏡現象、場合わせ的な簡単な会話は可能。視覚、聴覚による情報が入りにくい。時折場所がわからずに失禁することがある。入浴は介助が多い。食事は用意をすると時間はかかるが自力で摂取が可能。

（1）生活場面で見られる行為障害への対応

Aさんの行動①

トイレに行きたいとき、ソワソワする仕草が見られます。Aさんが「トイ

レを探しているタイミング」を見計らい、一気にトイレまでの誘導を行うことが大切です。スタッフ主導でトイレを誘導したり、他者との関わりが始まってから誘導しても、コミュニケーションがうまくとれず、混乱してしまうことがあります。

…………

【対応】ワーキングメモリーや短期記憶の障害は、遂行機能にさまざまな影響を及ぼします。生理的な信号からトイレに行きたいと動き出しますが、例えば、その途中で隣の人が大きな声で騒いでいる、あるいは職員からレクリエーションに誘われたりすることで、注意がトイレから逸れ、自分がなぜ動いているのかわからなくなってしまいます。生理的に湧いてくるトイレに行きたいという欲求と、周囲からのさまざまな刺激に翻弄されて、今このときをうまく整理できなくなってしまいます。ある人はイライラしたり、ある人はその場で失禁してしまうかもしれません。

上記の「タイミングで一気に……」とは、行為を開始したそのときから、ほかの刺激はなるべく入らないようにし、誘導するという意味です。

Aさんの行動②

写真❶～❻は、部屋に入るときに靴を脱ぎ、スリッパに履き替える場面です。どのような行為が見られたか、細かく分析してみました。

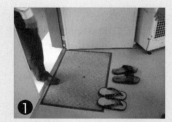

❶Aさんが部屋に入ってきました。

❷スリッパに気づき、左足の靴を脱いで履き替えようとしています。

❸左足をスリッパにうまく入れることができました。

❹介助者が「親切」にスリッパをAさんに

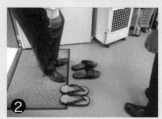

見せ、「さあ、これですよ。履きましょう」と促しています。

❺❻Aさんは突然右足をひっこめたり、履いていた左足のスリッパを脱いだりして混乱し、スリッパを履くことができませんでした。

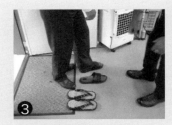

…………

【対応】写真❹の場面で、介助者がAさんにスリッパを履かせるサポートを行っていますが、実はこの介入がAさんの混乱を起こすきっかけになったと考えられます。靴を脱ぎ、別の履き物に履き替える動作は、これまでの生活では何度となく行われてきた動作であり、自然に出てくる動作（手続き記憶）だと考えられます。

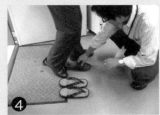

アルツハイマー型認知症の場合、強く意識化せずに行う動作（implicit：自動的な動作）はスムーズに出やすいのですが、視覚で確かめ動作を意識化すると、混乱する場合が多いのです。今回の場合、Aさんの左足はスムーズに出ており、そのま

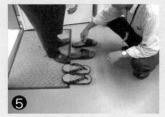

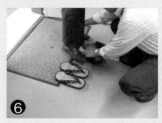

ま次の動作を「見守って」いればスムーズに右足が出ていた確率は高かったと思われます。しかし、介助者がAさんの自然な流れを止めるように（本当は親切心からの行為なのですが）、右足に履くスリッパを確認させ動作を促した（explicit：企図的な動作）ことにより混乱が出現し、それが強まったと考えられます。

こうした場合、その動作を続けて促すよりは、はじめからやり直すぐらいの気持ちで動作の流れを作り直します。

② 血管性認知症

ここでは血管性認知症について学びます。

（1）血管性認知症の病理学的特徴と臨床的特徴

　脳血管障害は大きく分けて**脳梗塞**[2]と**脳出血**[3]、**くも膜下出血**[4]の３つに分類されます。脳梗塞はさらにアテローム性脳梗塞とラクナ梗塞、心原性脳塞栓の３つに分類されます。アテローム性脳梗塞は内頸動脈や中大脳動脈など太い血管の動脈硬化性病変によって生じる脳梗塞で、太い血管であるため梗塞領域も大きく重症になることが多いのです。一方、ラクナ梗塞は穿通枝動脈と呼ばれる小血管が閉塞して起こる小梗塞で、症状は軽症のことが多いのです。心原性脳塞栓は不整脈などによって心臓内に生じた血栓が剥がれて脳に飛んで発生するいわばミサイルタイプの脳梗塞です。

　脳血管に動脈硬化などの狭窄病変があると脳血流は低下するので、認知機能を始めとした脳細胞の機能低下が起こります。また脳血管が閉塞して脳梗塞になってしまうと、脳組織が不可逆的に損傷しますから身体的麻痺に加えて、認知機能の障害が顕在化します。したがって、脳血管の障害は認知機能を中心とした脳機能に対して機能的あるいは器質的障害をもたらすことになります。なお、アルツハイマー型認知症と比較しての血管性認知症の特徴は以下のとおりです。

- 早期から歩行障害や錐体路症状（痙性、反射亢進）やパーキンソニズムを来しやすい。
- 仮性球麻痺症状として、**構音障害**[5]や嚥下障害、強制泣き笑いが多い。
- 病識は保持され、思考緩慢だが疎通性も保持されている。

2　**脳梗塞**／脳の動脈が動脈硬化や心臓から飛んできた塞栓によって閉塞し、そこから下流の脳領域が損傷を受けて半身麻痺などの症状が出て、脳組織が壊死に陥ること。

3　**脳出血**／脳の動脈が高血圧などの原因で破れて出血し、その周辺部が血腫による損傷を受けて半身麻痺などの症状が出ること。

4　**くも膜下出血**／脳の動脈瘤や動静脈奇形などからくも膜下腔に出血が発生するため、突然の頭痛や意識障害などの症状が出ること。

5　**構音障害**／小脳の病気や脳幹部の病変によって、ろれつが回らなくなること。

- 実行障害はあるものの記銘力障害は軽い。
- 大脳皮質症状として失語、失行、失認などの高次脳機能障害が起きることがある。
- 意欲低下、自発性低下、アパシー、抑うつ、不安、焦燥などのBPSDが多い。
- 多発梗塞性認知症は脳実質病変が新規に発生、小血管病性認知症は長期無症候の後に発症する。
- 軽症はVCIと呼ばれ、無症候はVCI-ND（vascular cognitive impairment -no dementia）と呼ばれる。
- ビンスワンガー病は初期高血圧だが認知症発症時正血圧が多く、non-dipperが多い。
- 白質コリン神経系障害あり、コリンエステラーゼ阻害薬やNMDA拮抗薬が有効である。

（2）血管性認知症のケアとリハビリテーション
①アパシー（自発性の低下、意欲の低下、無関心）

　血管性認知症に生じやすいBPSDとしてアパシーがあります（図10）。アパシーは、興味の喪失、自発性（発動性）と意欲の低下、易疲労、精神運動の緩慢さなどの症状が抑うつと共通しますが、自責感、希死念慮などの気分感情面での症状が欠如し、本人に深刻味がなく、苦悩が希薄であることが抑うつと異なります。自発性や意欲の低下による活動性の低い日常生活の継続が廃用症候群を招き、身体機能や認知機能の障害を重度化させ認知症症状の進行を助長します。特に血管性認知症では運動麻痺やパーキンソニズムなどの身体機能障害を併存していることが多く、本人をとり巻く物的・人的環境からの刺激がないと自ら動こうとしない状態

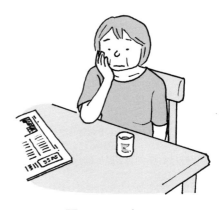

図10　アパシー

が続きやすいため、日常生活の活動性を高め、意欲的に日課や趣味活動を実行できるように支援する必要があります。

◆活動性を高める工夫
- 生活のリズムを整える（朝日を浴びる時間帯の起床を促す、日中を寝間着のままで過ごさない）。
- 離床する（車いすを使用している場合は離床後にいすに移る）。
- 介助は必要最小限にして、できることはできるだけ本人が行う。
- 本人が興味を示す活動を促す（生活史や会話から察せられる価値観を手掛かりに検討する）。

②遂行機能障害と注意障害

　遂行機能とは、実行機能とも呼ばれ、物事を考えて実行するのに必要な前頭葉機能の一つであり、血管性認知症では早期から障害されます（図11）。遂行機能障害では、生活上遭遇するさまざまな問題を適切に解決することが困難となります。具体的には、

①何が課題で何をすべきか認知できない
②課題解決のためにどのような行動をすべきか選択・計画できず行動を開始できない
③計画・意図した行動を円滑に実行・中断・終了できない
④実行した行動を見直して次回の行動に活かすことができない、といった障害です。

　また、注意障害がある場合は、一連の行為を遂行する際に注意を集中させ持続することが困難です。集中力が低下するため、一連の行動に誤りが生じやすく、精神的に疲れやすいといった特徴があります。持続性注意が障害されるとすぐに疲れるため一つのことに

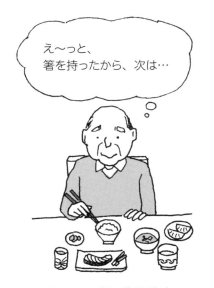

図11　遂行機能障害

長く集中して取り組めません。選択性注意が障害されると動作や課題の遂行が遅くなります。焦点性注意が障害されると一つのことを注意し続けられず、分配性注意が障害されると一度に二つ以上のことに注意を向けることができません。

　遂行機能障害や注意障害はADLの一挙一動に影響し、動作の完了や課題の達成を遅延させたり困難にします。

◆支援の工夫

● 何かの課題を実行しているとき、まずはその課題の遂行に注意を集中できるよう静かに対応し、その行動から注意が逸れないように配慮する（行動していることの一つひとつを声に出して確認してもよい）。

● 疲れやすいため適宜休憩をとる（そわそわと落ち着かなくなったときは、一息つくと再開しやすい場合がある）。

● 本人が実行できることから動作や行動を始めるように促す（本人が実施困難なことから始めると、混乱して動作がより困難になる可能性が高くなる）。

　また、「うまい」「できましたね」「よかったですね」などのように達成できた行動や成果をほめ、できるようになったことを少しでも多く伝えたり、「お疲れさまでした、頑張りましたね」などのように労りの言葉がけをする関わりは、次の活動の成功を促すことになり、認知症の人に「わかってもらえている」という安心感へ発展していくので積極的に実践しましょう。

③感情や欲求のコントロール障害

　血管性認知症では、感情や欲求を抑えたり我慢することができず、感情を爆発させたり（場違いな場面で怒ったり、笑ったりする感情失禁）、ほしいものを無制限に求めたりするなど、感情や欲求を適切にコントロールできない場合があります。また、前述した遂行機能障害や注意障害による動作課題遂行の困難や未達成が不安感や焦燥感を増幅させ、心理的なストレスとなって感情や欲求の制御障害を助長する可能性があります。さらに、プライドが傷つけられたり、欲求が受け入れられなかったりすると、興奮して暴力行為に及ぶこともあります。

◆興奮が現れた際の対応策

● まず否定も肯定もしない態度で受け止める。

● 場、状況、対象、人を変えて間を置く。

● 互いの考えを理解し合える他者（家族、ケアスタッフ、他の血管性認知症の人など）と話をする。

● 手をつないでスキンシップを図る。

　以上のような対応策で穏やかな態度に落ち着くよう促していくとよいでしょう。また、本人がなぜ興奮するのかを考え、再び過度の興奮が生じないようにする予防策を検討することも必要です。特に感情失禁、易怒性、興奮などがある場合は、その契機となるエピソードや生活史を調べると対処方法が見えてくることも多いものです。

3　レビー小体型認知症

（1）レビー小体型認知症の症状

　レビー小体型認知症の症状を、認知障害、BPSD、身体症状に分けて学びます。

①認知障害

　レビー小体型認知症の初期には記憶障害が目立たないことが多く、注意障害や実行機能障害がしばしば前景に見られます。注意障害があると、ぼーっとしていて話しかけられても注意が向けられなくなったり、不注意によるうっかりミスが多くなります。実行機能障害が現れると、段取りが困難となり作業の遂行能力が低下します。注意障害や実行機能障害のために、日常生活上に支障を来すのですが、記憶が比較的良好のため認知症と気づかれにくいのです。注意障害や実行機能障害のほかにも**視空間認知障害**[6]が早期から目立つことがあります。

6　**視空間認知障害**／視覚情報を正しく認識する能力が障害されることを、視空間認知障害という。アルツハイマー型認知症やレビー小体型認知症ではしばしば視空間認知障害が見られるが、レビー小体型認知症のほうがより早期から見られる。視空間認知障害があると、顔や物品の認識が困難になったり、位置感覚や方向感覚が低下したり、距離感がつかみにくくなる。

②BPSD

　レビー小体型認知症ではBPSDが顕著です。特に幻視は診断基準の項目にあり、レビー小体型認知症のBPSDの中でも代表的な症状です。全経過を通して7割以上の例に幻視が見られますが、早期には3割程度しか認められないため、幻視がないからといってレビー小体型認知症を否定できるわけではありません。幻視は夜間や暗い場所でしばしば見られます。「トイレや風呂に人がたくさんいて使えない」と訴えたり、また配偶者の布団に幻視を見て、嫉妬妄想に発展することがあります。人物のほかに小さな虫、お面、タオルのような物体が見えることもあります。また、ハンガーにかかった背広が人の姿に見えたり、道路標識が人の顔に見えたりすることがあり、これを錯視といいます。「実際に人の姿は見えないが、この部屋に誰かいるのがわかる、気配がある」と訴えることがありますが、これを実体的意識性といいます。幻視以外にいない人の声が聞こえる幻聴や、「おなかに穴が開いた」「身体に電気をびりびりあてられる」といった体感幻覚が見られることもあります。

　レビー小体型認知症の妄想としては被害妄想と誤認妄想が代表的です。アルツハイマー型認知症のように普段から世話になっている人に対するもの盗られ妄想を認めることもありますが、「他人が家の中に入って来て、ものを盗っていく。部屋を荒らす」などの被害妄想が見られます。また誤認妄想としては幻の同居人が特徴的です。「2階に誰かが住みついた」「ふだんは隣の部屋にいるが、自分が外出すると出てくる」などと訴えることがあります。このほか家族を他人と認知し、「あなたは誰ですか？　どうして無断で家に入って来たのですか？」などの人物誤認症候群が見られたり、テレビの内容が現実に起きていると信じ込む「テレビ現象」などが見られます。テレビ現象では、テレビで見た動物があたかも家にいるように錯覚したり、「テレビから自分の部屋をのぞいている」などと訴えることがあります。「同じ家がもう一つ別のところにある」と訴えることもありますが、これを重複記憶錯誤と呼び、これも誤認妄想の一種です。

　睡眠障害もレビー小体型認知症で高頻度に見られます。なかでもレム期

睡眠行動異常症（RBD）は特徴的な症状です。睡眠中に大きな声で寝言を言ったり叫んだり、手足を動かしたりします。レビー小体型認知症が発症する数年から十数年前からレム期睡眠行動異常症が先行して見られることがあります。したがってレビー小体型認知症の診断にはレム期睡眠行動異常症の既往を確認することが重要です。不眠も見られ、しばしば中途覚醒時に徘徊、家捜しなどを伴います。さらに日中の過度の眠気も含め、睡眠覚醒の障害は認知症疾患の中で最も高頻度に見られます。

③身体症状

　レビー小体型認知症はパーキンソン病と同じように中脳黒質にもレビー小体が見られるため、全経過を通してパーキンソン症状はおよそ7割の例で見られます。ただし通常パーキンソン病の症状は片側から始まり、進行するにつれ両側に症状が及びますが、レビー小体型認知症のパーキンソン症状は、左右の非対称性があまり目立ちません。また、パーキンソン病のような典型的な振戦があることも多くありません。パーキンソン症状の中では、寡動や筋固縮が主症状となり歩行や動作が緩慢となります。また**姿勢反射障害**[7]が加わり、歩行時にふらつくことがあります。さらに認知障害や起立性低血圧の影響も加わり、転倒を繰り返すことがあります。進行に伴い嚥下障害が見られるようになり、流涎も多くなります。嚥下障害が見られる場合、食事の誤嚥に注意が必要です。

　自律神経症状も顕著です。レビー小体型認知症のおよそ6割に起立性低血圧が見られます。座位の血圧が正常であっても、起立直後の血圧低下の有無について確認する必要があります。ときに食事性低血圧が見られ、食事を終えて立った瞬間、立ちくらみやめまいを起こし失神することがあります。このほか自律神経症状として、重度の便秘が見られます。便秘は認知機能障害出現前から高頻度に見られます。排尿調節障害や発汗異常などもしばしば見られます。

7　**姿勢反射障害**／姿勢のバランスを保つことが困難になる状態を姿勢反射障害という。姿勢反射障害があると、歩いているときの方向転換がうまくできなかったり、ふらついて転倒したり、歩行姿勢が前かがみになったりする。

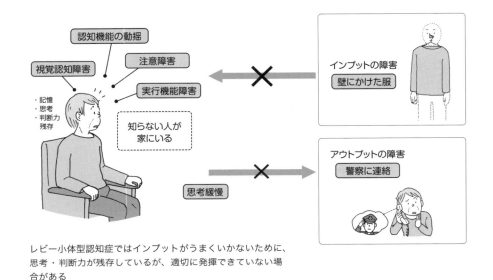

レビー小体型認知症ではインプットがうまくいかないために、思考・判断力が残存しているが、適切に発揮できていない場合がある

図12　レビー小体型認知症の認知機能障害と生活障害

(2) レビー小体型認知症のケアとリハビリテーション

　ここでは、レビー小体型認知症のケアとリハビリテーションについて学びます。

①コミュニケーション障害の対応

　パーキンソニズムによる呼吸運動の減少、発声構音器官の運動機能低下等による発声構音障害（小声でぼそぼそ話す）、仮面様顔貌で表情が表出しにくい、思考緩慢により、理解は保たれているが表出に時間がかかり会話の疎通が不良で言語理解が低下しているように勘違いされることがあります。

　認知機能は比較的保持されており、内容を理解し言いたいことがある場合が多いので、他の認知症の人以上に待つことが必要です。時には相手の言いたいことを代弁し明確化します（「はい」か「いいえ」で答えられる質問をする）。

②コミュニケーション障害・摂食嚥下障害の進行予防リハビリ

　胸式呼吸で呼吸が浅いため、深呼吸や腹式呼吸の練習、発声練習を行い

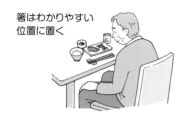
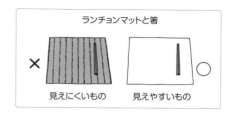
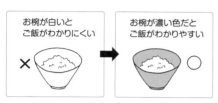
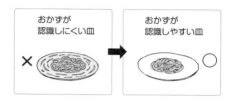

図13　錯視を防ぎスムーズな食事を促す盛り付け

ます。また円背・前傾姿勢、仮面様顔貌などにより、肩から頸・顔面の筋肉が硬くなっているのでストレッチを行います。これは摂食・嚥下をスムーズにしたり（誤嚥予防）、呼吸器合併症の予防（咳や痰の排出）にもつながります。

③食事の障害への対応

　摂食嚥下障害が多く見られます。認知機能の動揺に伴う覚醒低下、注意障害、食べ物の認知障害（視覚認知・嗅覚障害）、摂食意欲低下などによる先行期の障害、パーキンソニズムによる準備期・口腔期（咀嚼、食塊形成、咽頭への送り込み）の障害、嚥下反射低下などの咽頭期の障害があります。

　先行期の障害に対しては声掛けや部屋を明るくするなどでできる限り覚醒を促し、良い状態で食事を摂ります。状態が悪い場合は、食事時間をずらします。準備期・口腔期・咽頭期の障害に対しては状態に合わせて一口サイズにしたり、とろみをつけるなど食形態を検討します。

　食事が進まない際に、錯視（お皿の模様が虫に見えるなど）が影響している場合があります。その際は無柄で料理とコントラストがつく食器を用

います。また視覚認知・嗅覚障害などで食べ物を認識できていない場合は、多少強めの風味付け（カレー、胡椒などのスパイスや生姜やゆずなど）や「にんじんですよ」など聴覚を通じて伝えることで、食事が進むこともあります（図13）。

誤嚥の予防として舌の体操や発声練習を食事前に行います。また、なるべく背筋を伸ばし良い姿勢で食事を摂取します。重度になると姿勢反射障害などにより姿勢が側方傾斜したり、頚部が過伸展もしくは過屈曲するなど食事に適した座位を保持ができない場合があるので、サイドサポートクッションを用いたり、**ティルト・リクライニング車いす**[8]などを用い、姿勢を整え、食事を摂取するようにします。

パーキンソニズムや視空間認知障害などで箸がうまく使えない、食べこぼしが多い、コップを倒してしまうことなどがあります。その場合は太柄のスプーンやフォーク、すくいやすい皿、滑り止めマットなどを用いることで、食べやすくなります。

④排泄の障害への対応

便秘になりやすいため、トイレで便器に座っている時間が長くなり、疲労を訴えたり、座位が崩れて転倒する場合があります。前傾姿勢（適度な直腸・肛門角度と腹圧）を保持できる福祉用具が有効です。また立ち座りを補助する便座もあります。昼間はトイレで排泄できても夜間などでは介助量が多くなることもあり、状態の変化に合わせて排泄方法を検討します。

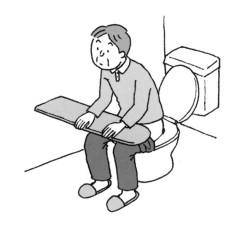

図14　排泄を助ける福祉用具

8　**ティルト・リクライニング車いす**／座面と背もたれの角度を調整できる車椅子。体重を背中に分散できるため、体幹の支持機能が低下していても、姿勢が保ちやすく、車椅子からのずり落ちも防止できる。

■ 認知症ケアの倫理と権利擁護 ■

1 認知症ケアの倫理

（1）認知症の人の二重の困難

　認知症の人は病気の進行とともに自分のことが自分でできなくなる自立の障害や、自分のことを自分で決めることができなくなる自律の障害などにより、周りが感じている以上に自分自身への不安や焦躁を抱えています。さらに終末期には、延命治療を含む命に関わる重大な倫理的問題が起こってきます。認知症の人は、それぞれの障害の中で自身の中にある意識のズレと周囲との関係におけるさまざまなズレによる二重の困難を抱えることになるのです。

（2）ケアの倫理

　認知症の人本人の意思を尊重し、認知症の人々の尊厳に配慮するためには、認知症への偏見・蔑視を取り除き、多職種で協働しさまざまな角度からともに考えていく姿勢が望まれます。

　ケアの実践現場では倫理的価値判断をしなければならない場面は多々あり、その解決策も一つではないことから、倫理的ジレンマを感じることがあります。次の点に注意を払いつつ判断し、対応を考えることが必要です。

- 「事実認識」「〜である」は、必ずしも「〜であるべき」という倫理的価値判断にはならない
- より良い倫理的価値判断を行うには正しい事実認識が必要
- 良い倫理的判断は必ずしも一つではない

　本人や家族、医療ケア専門家それぞれが異なった価値観を有しており、それぞれの価値観に相違があることを認識したうえで互いに尊重されなければなりません。

2 認知症の人の意思決定支援

　病気の進行とともに認知症の人自身による意思決定の表出は、徐々に困難になってきます。認知症ケアに携わる者が常に倫理観を意識下におくことで、必要時すみやかに判断し行動することができるのです。

　認知症の人の意思決定支援の重要性はこれまでもいわれてきましたが、具体的な方法が十分に明らかにされていない現状があります。「認知症イコール意思確認ができない」という認知症の人に対する理解不足や、知識不足・偏見などにより、認知症の人の意思を確認することが軽視されることがあってはなりません。認知症であっても意思がある人と捉えて支援することが前提です。これはケアする者の基本的態度です。

　認知症の人を理解するということは、記憶障害、見当識障害、言葉や数の障害など、外見的な症状の理解にとどまらず、症状の奥で本人がどんな体験をし、どのように暮らそうと思っているのか、本人の体験世界を知ることが大切です。そのためには、認知症の人たちの言葉と行動にきめ細かに心を配り寄り添い、想像力と創造力を働かせ、その人と関わりつつ理解していくことが重要です。

3 認知症の人のエンド・オブ・ライフ・ケア

　加齢に伴う機能低下や認知症の進行により、日常生活動作の低下や生命維持能力が低下して人は死に至りますが、その経過は個人差が大きいといわれています。重度認知症の人であっても意思がある人と捉えて、最期の瞬間まで「人間としての尊厳」を失わないよう支援することを前提として、認知症の人の苦痛を取り除くなど、残された期間の生活の質を大切にした適切な医療とケアが必要とされます。

　2012年に日本老年医学会が発表した「高齢者の終末期の医療およびケア」に関する「立場表明」によると、高齢者の終末期の医療およびケアは、個々人の死生観、価値観および思想・信条・信仰を十分に尊重して行わな

ければならないとし、認知機能低下や意識障害などのために患者の意識の確認が困難な場合であっても、以前の患者の言動などを家族などからよく聴取し、家族などとの十分な話し合いの下に患者自身の希望と患者の意向の代弁とを明確に区別する必要があるとしています。患者の意思をより明確にするために事前指示書などの導入も検討すべきであるとし、自己の表出が不得意な患者に対して真の希望を話すことを促す援助や、真に希望することを洞察する能力が要求されるとしています。

4 認知症の人の権利擁護に関する制度

認知症の中核症状は、認知機能の障害であり、そのことが生活障害を引き起こします。そのため認知症の人は自分のことを自分で決めたり、決めたことを周りに情報発信することが行いにくくなり、基本的な人権を享受することができにくい状況下に置かれてしまいがちです。認知症の人にケアを提供する人たちは、認知症の人が自己決定でき、意思が訴えられるようサポートし、時にそれらを代弁する（アドボカシー）役割が求められます。

また、サービス提供者が、権利侵害の加害者にならないように十分注意が必要です。ここでは、権利擁護を目的とした施策について解説します。

（1）日常生活自立支援事業（福祉サービス利用援助事業）

この制度は認知症高齢者、知的障害者、精神障害者など判断能力が不十分な人たちに対して、福祉サービスの利用援助を行うことによって自立した地域生活を送ることができるようにする制度です。その人の権利を擁護することを目的として**第2種社会福祉事業**[9]に位置付けられています。

①福祉サービスの利用援助

● 福祉サービスを利用または利用をやめるために必要な手続き

9　**第2種社会福祉事業**／社会福祉事業は利用者への影響を勘案し、第1種社会福祉事業と第2種社会福祉事業に分類される。利用者への影響が比較的少なく自主性と創意工夫を助長するため公的規制の必要性が低い事業が第2種である。保育所、母子福祉施設、老人デイサービス、身体障害者福祉センター、福祉サービス利用援助（日常生活支援事業）事業など52事業。

73

- 福祉サービスの利用料の支援手続き
- 福祉サービスについての苦情解決制度を利用する手続き

②日常的金銭管理サービス

- 年金および福祉手当の受領に必要な手続き
- 医療費の支援手続き
- 税金や社会保険料、公共料金の支払手続き
- 日用品等の代金の支払手続き
- 上記サービスに伴う預金の払戻し、預金の解約、預入手続き

③書類等の預りサービス

- 年金証書
- 預貯金の通帳
- 権利証
- 契約書類
- 保険証書
- 実印、銀行印
- その他実施主体が適当と認めた書類（カードを含む）

（2）成年後見制度

　成年後見制度は判断能力の不十分な人の権利を擁護する新しい制度として2000年4月にスタートしました。

①日常生活自立支援事業との関係

　日常生活自立支援事業は、利用者本人と実施主体との契約締結により援助が開始されるものですが、「利用者本人が利用契約を締結できない場合」や「利用者本人の意思が確認できないため、この事業による支援計画を立てることができない場合」、また「この事業の援助内容だけでは本人に対する十分な援助ができない場合」「本人の意思能力喪失後も本人が援助の継続を希望する場合」など、本人の判断能力の程度や援助内容に応じて成年後見制度につなげることになります。

②後見人の種類

補助：**事理を弁識する能力**[10]が不十分な者に対する後見

保佐：事理を弁識する能力が著しく不十分な者に対する後見

後見：事理を弁識する能力を欠く状況にある者に対する後見

〈事例〉　Bさん（67歳）

　日常生活自立支援事業を利用している過程において、利用者本人の意思能力が不十分となり、新たな支援計画の内容を理解することが不可能となったため、社会福祉協議会から解約の申し出がありました。私は地域包括支援センター、裁判所より後見人に選任され、Bさんのケースを受託しました。

　社会福祉協議会の担当職員とともに利用者の銀行関係への届出やサービス事業者関係の引き継ぎを行い、本人のサービスに空白ができないよう調整を行いました。以後、後見人として本人の意思および自己決定を尊重しつつ、施設入所から死亡に至るまで、後見人が本人を保護し、その役割を担いました。

（3）高齢者虐待防止法

　家庭内における高齢者虐待に関する調査（2003年　財団法人医療経済研究機構）では、虐待の区分のうち、脅しや侮辱などの言語や威圧的な態度、無視、嫌がらせなどによって、精神的、情緒的苦痛を与える心理的虐待が63.6％、次いで介護生活の放棄・放任（ネグレクト）が52.4％、身体的虐待が50％を占めています。

　虐待の「自覚がある」と答えた高齢者本人は45.2％、「自覚はない」が29.8％で、虐待をしている者では自分が虐待をしている「自覚がある」の

10　**事理を弁識する能力**／物事の実態やそこから考えられる結果について理解でき、意思表示ができる能力。

は24.7％、「自覚はない」が54.1％と半数以上の者は虐待の自覚がないまま虐待行為を行っているという調査結果が出ています。

「高齢者虐待の防止、高齢者の**養護者**[11]に対する支援等に関する法律」（略して、高齢者虐待防止法という）では「高齢者が他者から不適切な扱いにより権利利益を侵害される状態や生命、健康、生活の損なわれるような状態に置かれること」と捉えたうえで、高齢者虐待防止法の対象を次のように定めています。

1. 養護者による高齢者虐待
2. **養介護施設従事者**[12]等による高齢者虐待

◆虐待の区分

- 身体的虐待
- 心理的虐待
- 経済的虐待
- ネグレクト（介護放棄・放任）
- 性的虐待

---

11 **養護者**／養護者とは高齢者を現に養護するものであって養介護施設従事者以外のものとされており、家族、親族、同居人などが該当する。
12 **養介護施設従事者**／老人福祉および保健法に規定する「養介護施設又は養介護事業」の業務に従事する職員。

資 料
認知症予防専門士等の制度について

例えば、2025年には認知症の人が700万人になるといわれています。近年になり認知症に対する社会資本や治療薬などが整って来ましたが、医療、福祉、行政の連携が十分でなく本人および家族の苦悩が軽減されていません。日本認知症予防学会は、この状況を改善するため認知症に携わる多職種が予防の観点からの認知症対策を考え、認知症への理解を深めて日常生活のあらゆる場を通して1次予防（病気の発症予防）だけでなく、2次予防（病気の早期発見と治療）、3次予防（病気の進展防止）を目指し、認知症になっても安心して暮らせる社会を作ります。

Ｉ．認知症予防専門士

現在、認知症は予防が可能という一致した見解が得られてきており、認知症予備軍である軽度認知障害の人を早く見つけ、予防しようという取り組みが全国的に行われています。しかし、認知症予防に関する知識やスキルは一定しておらず、認知症予防教室などを実施すれば効果があることは確認されてきていますが、予防に携わる人、プログラム内容などによって効果に差があるといわれています。そのため、認知症予防に携わる人は、認知症に対する十分な知識と認知症予防に関するスキルをもつことが期待されています。日本認知症予防学会では、平成26年度より認知症予防専門士講座を開講し、認知症予防専門士を認定しています。

①認知症予防専門士の受験資格

認知症予防専門士を受験しようとする者は、以下の3点を満たさなければなりません。

1）医療機関、介護施設、地域包括支援センター、企業、NPO法人、その他認知症予防関連施設等において通算3年以上の実務経験を有する者
2）日本認知症予防学会認定単位30単位以上を履修した者、ただし、日本認知症予防学会学術集会認知症予防専門士講座10単位を必ず履修すること
3）日本認知症予防学会の会員である者

②認知症予防専門士認定単位

1）日本認知症予防学会学術集会内認知症予防専門士講座　10単位
2）日本認知症予防学会主催認知症予防専門士講座　5単位
3）日本認知症予防学会主催学術講演会　5単位
4）認知症予防専門士教育関連施設において通算3年以上の実務経験　20単位

③認知症予防専門士認定試験

　認知症予防専門士認定試験は年1回東京にて実施され、筆記試験と面接試験が行われます。筆記試験の問題数は60問、試験時間は90分であり、認知症予防専門士として必要な基礎知識を取得しているかどうかを確認します。基本的に『認知症予防専門士テキストブック改訂版』の内容から出題されます。面接試験では試験時間は30分程度、認知症予防専門士として必要な能力が備わっているかどうか、特にこれまでの経験や経歴、認知症予防専門士を目指したきっかけ、目標などについて確認をします。なお、合格基準は概ね60％以上です。

④認知症予防専門士に関する問い合わせ先

〒955-0823　新潟県三条市東本成寺20番8号
医療法人社団川瀬神経内科クリニック内　認知症予防専門士制度委員会
TEL：0256-33-9074　　FAX：0256-36-7662
E-mail：senmonshi@kawase-nc.or.jp

⑤認知症予防フレンドに関する問い合わせ先

〒805-0033　福岡県北九州市八幡東区山路松尾町13-27
日本認知症予防学会
TEL：093-654-6363　　FAX：093-654-6364
E-Mail：jsdp@ninchishou.jp

編者紹介

●浦上克哉（うらかみ　かつや）

1983年鳥取大学医学部卒業。1988年同大学院博士課程修了。2001年より鳥取大学医学部保健学科生体制御学講座環境保健学分野・教授。総合的に認知症と取り組み、認知症予防学の確立を目指している。認知症早期発見のための「物忘れ相談プログラム」等の機器の開発、アロマによる認知症予防効果の研究、テレビにも多数出演し幅広く精力的に啓発活動を行っている。日本認知症予防学会理事長、日本老年精神医学会理事、日本認知症学会専門医、認知症予防専門医。

●川瀬康裕（かわせ　やすひろ）

1973年新潟大学医学部卒業。1995年医療法人社団川瀬神経内科クリニックを開設。通所リハビリ施設「樫の森」で独自の認知症予防プログラムを開発し脳リハビリの実践に取り組む。認知症サポート医として地元三条市の認知症地域連携を進める。日本神経学会専門医・指導医、日本認知症学会専門医・指導医。認知症疾患医療センターセンター長、日本認知症予防学会常務理事。

●西野憲史（にしの　けんし）

1970年日本大学医学部卒業。1980年同大学循環器科にて動脈硬化症の予防により博士号取得。1986年西野病院を開設、以降医療法人・社会福祉法人・NPOを設立し、理事長に就任、現在に至る。2007年以降毎年アメリカ園芸療法協会にて非薬物療法による認知症予防の発表を行っている。また、NPOにて地域の認知症予防活動を行っている。2011年発足した日本認知症予防学会の常務理事・事務局長、認知症予防専門医。

●辻　正純（つじ　まさずみ）

1979年日本大学医学部卒業、1983年日本大学大学院修了。1992年千葉西総合病院・循環器科部長、1996年医療法人翔洋会設立、理事長。1998年辻内科循環器科歯科クリニック開設、院長。1998介護老人保健施設・大泉学園ふきのとう開設。日本認知症予防学会常務理事、日本認知症学会・認知症専門医・指導医。

●児玉直樹（こだま　なおき）

1999年鈴鹿医療科学大学保健衛生学部卒業、2004年長岡技術科学大学大学院工学研究科修了、博士（工学）。高崎健康福祉大学健康福祉学部助手、講師、准教授を経て、2017年より新潟医療福祉大学医療技術学部教授。日本認知症予防学会常務理事、認知症予防専門士制度委員会委員長、日本診療放射線技師会理事、新潟県診療放射線技師会理事、日本X線CT専門技師認定機構理事。

認知症予防フレンドテキストブック
開かれた地域社会をめざして

第1刷　2018年5月31日

監　　　修　　日本認知症予防学会
責 任 編 集　　浦上克哉　川瀬康裕　西野憲史　辻正純　児玉直樹

発 行 者　　松嶋薫
発　　　行　　株式会社メディア・ケアプラス
　　　　　　　〒140-0011　東京都品川区東大井3-1-3-306
　　　　　　　電話：03-6404-6087
　　　　　　　http://media-cp.jp
発　　　売　　株式会社徳間書店
　　　　　　　〒141-8202　東京都品川区上大崎3-1-1　目黒セントラルスクエア
　　　　　　　電話　048-451-5960（販売）
　　　　　　　振替　00140-0-44392
印刷・製本　　株式会社美巧社

本書の無断複写は著作権法上での例外を除き禁じられています。
購入者以外の第三者による本書のいかなる電子複製も一切認められておりません。

© 2018 Japan Society for Dementia Prevention
Printed in Japan

落丁・乱丁はお取り替え致します。
ISBN978-4-19-864630-1